MOYENS SIMPLES & FACILES

DE COMBATTRE

LE CHOLÉRA ASIATIQUE

LA PESTE ET LA FIÈVRE JAUNE

AVEC

Indication des causes de ces maladies, des lieux de leur naissance et des moyens d'en préserver à jamais les populations.

Ouvrage présenté à l'Académie de Médecine et à l'Académie des Sciences

POUR CONCOURIR AU PRIX BRÉANT

Qui fixe une récompense de 100,000 francs « pour celui qui 1° trouvera une médication propre à guérir du choléra asiatique dans la majorité des cas; 2° indiquera d'une manière incontestable les causes du choléra asiatique, de sorte qu'en opérant la suppression de ces causes, on fasse cesser l'épidémie. »

PAR

Em∴ REBOLD

Professeur de physique médicale, Directeur de l'Établissement Électro-Thérapeutique.

Auteur de plusieurs ouvrages historiques et scientifiques,

Vice-Président de la Société Aérostatique et Météorologique de France, ancien Président, Vice-Président.

Membre honoraire et titulaire de grand nombre de Sociétés savantes et philanthropiques, ∴, etc.

Honoré de 8 médailles d'or pour diverses inventions, etc.

PARIS

CHEZ L'AUTEUR | CHEZ GERMER-BAILLIÈRE
17, RUE D'ORLÉANS-SAINT-HONORÉ, 17 | 17, RUE DE L'ÉCOLE-DE-MÉDECINE, 17

1865

MOYENS SIMPLES & FACILES

DE COMBATTRE

LE CHOLÉRA ASIATIQUE

LA PESTE ET LA FIÈVRE JAUNE

En présence des divers mémoires présentés depuis peu à l'Académie des Sciences et à l'Académie de Médecine dans le but d'indiquer des remèdes contre le choléra, et surtout de certains d'entre eux où sont émises à ce sujet, des opinions erronées qui pourraient avoir des suites fâcheuses en inspirant une trop grande confiance dans l'emploi de moyens peu propres à produire les effets qu'on en attend, je crois devoir livrer par anticipation à la connaissance du public, des corps savants et des gouvernements, un extrait d'un ouvrage que je fais imprimer en ce moment (a), et dont les chapitres XIII. XIV et XXV traitent des causes du choléra et de toutes les maladies épidémiques, et des moyens d'en préserver les populations. Je vais résumer ici brièvement ces trois chapitres, afin de mettre chacun à même de suivre mes conseils.

Considérations générales.

Malgré les études profondes et les expériences variées dont le choléra a été l'objet, on n'est pas plus avancé aujourd'hui sur sa cause, sur sa nature et sur son siége qu'en 1832, alors qu'il nous visitait pour la première fois.

(a) L'Électricité considérée comme moteur de tous les rouages de la vie, et comme conservateur et régénérateur de la santé. — Guide pratique pour la généralisation de ce principe de vie et de santé, et pour l'application rationelle de ses différents types, au traitement des maladies; méthode basée sur des procédés nouveaux. — Ouvrage présenté au concours décrété par le Gouvernement et à l'Académie des Sciences pour le prix proposé par elle et pour celui fixé par le testament Bréant.

Chaque fois que le fléau est venu frapper les populations, il les a trouvées presque sans défense ; tous les spécifiques que lui a opposés la science ont échoué ; en effet, d'après l'aveu même (a) de la Commission nommée par le Gouvernement pour lui faire un rapport sur les ravages de l'épidémie, « il ré- » sulte que de toutes les tentatives thérapeutiques auxquelles » on s'est livré en ville et dans les hôpitaux, qu'il n'existe » point de spécifique pour la guérison du choléra. »

Déjà en 1851 (b), j'avais publié mon opinion, fondée sur l'expérience que j'avais acquise des propriétés de l'électricité, laquelle j'indiquais dès cette époque comme le moyen préservatif et curatif à opposer au choléra ; mais en admettant qu'elle eût été entendue, une voix aussi obscure que la mienne ne pouvait que faire hausser les épaules aux hommes de science ; cependant l'année 1853-1854, où cette maladie fit de nouveau son apparition en France, m'a fourni l'occasion de constater la justesse de mon opinion. J'ai à cette époque guéri un assez grand nombre de cholériques ; lorsque les malades étaient arrivés à la période algide, j'avais recours à l'électricité en faisant agir six à huit courants électriques à la fois sur les principales parties du corps, pour rétablir peu à peu la circulation du sang, et j'ai ainsi obtenu le plus grand succès.

Je ne mentionnerai pas ici les moyens préconisés par la médecine pour combattre la maladie en question ; les seules médications qui aient quelque peu réussi sont celles qui ont eu pour but de détruire la *cause animée* et de prévenir la coagulation du sang. Je me bornerai à citer certaines hypothèses que les savants, déconcertés par le choléra, ont fini par admettre pour expliquer les causes qui avaient répandu de tant de manières différentes la mort parmi les hommes.

Selon la première de ces hypothèses, le choléra devrait être attribué à un manque d'ozone dans l'atmosphère, c'est-à-dire d'oxygène ayant dès sa formation subi l'influence de l'électricité positive. Cette présomption repose sur le fait qu'on a observé, que, lors de l'apparition de l'épidémie, l'ozone dispa-

(a) Quand on réfléchit au grand nombre de célèbres physiologistes et de médecins d'un mérite incontestable, tels que MM. Claude Bernard, Flourens, Milne-Edwards, Velpeau, Andral, Rayer, Jobert de Lamballe, Clocquet et tant d'autres encore, dont les efforts dans cette importante question ont été stériles, on comprend que cette impuissance de la science ait amené beaucoup de médecins à la décourageante conclusion : qu'il n'y a pas de remède contre le choléra.

(b) *La Médecine du pauvre et du riche.* — 1851.

raissait complétement de l'atmosphère, et qu'il ne reparaissait que lorsque le fléau était sur son déclin.

La seconde hypothèse donne pour cause à l'infection un état particulier de l'azote, lequel, au moment de sa formation, serait, au passage, saisi par l'électricité négative qui s'échappe de la terre, et soumis à son action ; ce qui empêcherait la formation du fluide neutre. Par la propriété qu'il possède d'attirer à lui le carbone des corps avec lesquels il se combine, l'azote deviendrait un composé vénéneux (iodosmon), auquel seraient dûs les phénomènes que nous présente le choléra.

Des maladies épidémiques, et de la cause animée qui les produit.

La cause de ces maladies consiste dans une condition particulière de l'air, dans lequel sont tenus en suspens par les vapeurs d'eau, en plus ou en moins grande quantité, des miasmes, c'est-à-dire des corpuscules ou des matières organiques animées, invisibles au microscope, êtres tout à fait élémentaires, que l'on rencontre au degré le plus infime du règne organique.

Il importe de rechercher comment et dans quelles circonstances ces miasmes se produisent, se développent et agissent sur l'organisme humain ?

Il est à la connaissance de chacun que les marais sont des terrains en friches bourbeux, peu perméables, argileux, siliceux ; que les eaux ordinairement stagnantes dont ils sont couverts, alimentent une végétation toute spéciale, c'est-à-dire des plantes aquatiques.

Dans la vase de ces marais se développent des animalcules de la classe des infusoires, en quantité souvent innombrable (a).

Lorsque dans les grandes chaleurs ces marais se dessèchent, les plantes et tous les élémens organiques dont elles entretiennent la vie, entrent en fermentation, puis en putréfaction, dégagent une certaine quantité d'hydrogène carburé ou phosphoré, d'acide carbonique, et même, selon la composition du

(a) Voir pages 30 et 31 de l'ouvrage cité. Expériences du célèbre zoologue Philippo Philippi, de Turin, desquelles il résulte qu'une diatomée dans l'eau trouble d'un marais peut donner naissance en quatre jours à 140 billions d'êtres de son espèce.

sol, d'hydrogène sulfuré, et engendrent en même temps des miasmes.

Toute fermentation devant, selon les plus savants chimistes, être considérée comme une action chimique opérée par des êtres organisés dans une substance organique, il en résulte un enchaînement de métamorphoses qui donne ici naissance à des animalcules, tantôt d'une espèce, tantôt d'une autre, doués de propriétés variables, suivant leur origine, leur nature, et la plus ou moins grande intensité de la chaleur qui aura agi sur les ferments végétaux.

Lorsque les produits de la décomposition des végétaux aquatiques et des autres éléments organiques ne sont ni enlevés par les vapeurs d'eau de la terre, ni entraînés par des courants atmosphériques, les miasmes doivent également subir une décomposition qui donne lieu à une nouvelle transformation, et probablement à un dégagement de gaz hydrogène proto-carburé, lequel est sans doute aussi un composé de nouveaux germes animés.

Il est présumable que ce dégagement n'est pas constant, mais qu'il a lieu seulement dans de certaines conditions d'influence, de la lumière, de l'électricité ou de la chaleur, et au moment de la fermentation des matières solides et liquides contenues dans le marais. Or est-ce *pendant* ou *après* la fermentation ? c'est là une question aussi difficile à résoudre que celle de savoir si l'air qui séjourne au-dessus d'un marais en enlève des miasmes tout formés, ou bien si la vapeur d'eau se charge de certaines matières (carbone, hydrogène, ammoniaque, soufre), qui, soumises dans l'atmosphère à des actions et à des réactions chimiques, produisent les miasmes marécageux de toute espèce.

Il est évident que si ces décompositions végétales s'opèrent dans des marais peu étendus, l'action s'en propagera également à des distances moins grandes, par la raison que les miasmes ou les gaz, étant en moindre quantité, seront plus facilement arrêtés et absorbés par les arbres (a).

Quand les marais sont entourés de plantations ou de forêts, ces gaz sont complétement absorbés par les arbres qui en neu-

---

(a) On sait que la désagrégation des végétaux et des matières animales dégage du gaz hydrogène carburé et de l'acide carbonique, et que ces gaz sont absorbés par les arbres et les végétaux, qui en prennent le carbone et en exhalent l'oxygène. On comprendra donc facilement que des plantations du genre de celles que j'indique soient propres à opérer l'absorption des gaz méphitiques.

tralisent l'action ; dans le cas contraire, cette action des gaz s'étend sur une plus grande région ; dans de certaines conditions climatériques, et selon la nature plus ou moins délétère des miasmes, il se produit des fièvres quelquefois malignes chez l'homme, mais toujours graves et souvent mortelles chez les animaux.

Dans les grandes chaleurs de l'été, les marais, les étangs, surtout ceux du midi de l'Europe, tels que les Marais Pontins dans les États de l'Église, se dessèchent en partie, et des détritus putréfiés qu'ils renferment se dégagent des miasmes ou des gaz, qui occasionnent des fièvres dites endémiques, parce qu'elles sont restreintes à la contrée où l'infection se produit. Nous citerons, par exemple, la *malaria*, qui est engendrée par les exhalaisons des marais que je viens de nommer, et qui ne se fait sentir qu'à une certaine distance et rarement au-delà de Rome. C'est la vase des marais ou des étangs, dans laquelle des matières animales ou des excréments se sont mêlés avec les ferments des végétaux qui paraît engendrer les miasmes, cause des maladies épizootiques. Ces germes se reproduisent ensuite par eux-mêmes, et se propagent soit par l'air, soit par la contagion, soit par les émanations des animaux atteints.

Outre ces marais, il existe encore un grand nombre de foyers d'infection, sans compter ceux qui produisent les épidémies telles que la rougeole, la fièvre scarlatine, la grippe, etc.; ceux qui engendrent les germes morbigènes du choléra, de la peste et de la fièvre jaune. Je n'en citerai ici que quelques-uns.

Dans l'Orient, des marais immenses sont formés par le débordement périodique du Gange et de ses nombreux bras. Leurs eaux stagnantes et souvent fangeuses sont tous les ans infectées par la décomposition plus ou moins complète des cadavres, que les préjugés religieux des Indous jettent constamment dans leur fleuve sacré.

Ces cadavres, à partir de septembre jusqu'au mois d'avril, sont entraînés par le courant jusqu'à la mer ; mais de juin à la fin d'août, par suite des débordements du fleuve et de ses bras, ils sont en partie rejetés sur les terres riveraines, dans des flaques d'eau et les marais, où ils sont desséchés et putréfiés par l'action de la chaleur brûlante qui règne dans ces régions. Si à cela se joignent des circonstances exceptionnelles, telles que des chaleurs torrides de longue durée, la putréfaction développera des miasmes particuliers, qui, enlevés avec la vapeur d'eau par des courants d'air qui traversent ces foyers infects, peuvent être portés par les nuages sur d'immenses espaces de pays.

En Égypte, les débordements du Nil ont formé, depuis une trentaine de siècles, des lacs et des marais d'une étendue de 80 myriamètres, dans lesquels s'écoulent aujourd'hui les nombreux bras du Nil et les eaux des centaines de canaux qui en dérivent ; mais comme ces lacs et ces marais communiquent tous avec la mer, qui vient y mêler ses eaux salées, ils ne peuvent créer des foyers miasmatiques (a).

La position géographique et hydrographique de ce pays ; le mauvais entretien des canaux destinés à distribuer les eaux du Nil pour l'alimentation des villes et pour l'arrosage des terres, lesquels sont généralement curés imparfaitement et sans aucune précaution hygiénique ; l'usage des Musulmans d'ensevelir leurs morts à fleur de terre, ce qui les expose, lors des débordements du fleuve, à être déterrés et ballottés par les eaux ; la malpropreté des citernes où l'on conserve l'eau douce, et leur dessèchement partiel dans la saison des grandes chaleurs ; l'état insalubre des égouts : tout cela concourt à produire les miasmes générateurs de la peste épidémique et contagieuse. (*Voir Foyers de la peste.*)

Les foyers miasmatiques de la fièvre jaune sporadique et épidémique à la Nouvelle-Orléans, à Veracruz et à la Havane, et souvent aussi à Haïti, consistent dans des marais d'eau douce qui ne sont pas généralement d'une grande étendue. (*Voir Origine et causes de la fièvre jaune.*) L'influence délétère des miasmes engendrés par ces marais paraît croître en raison de l'intensité et de la durée de la chaleur ; car souvent elle se borne à des fièvres peu malignes ; mais quel que soit le degré de gravité que la maladie ait atteint, il suffit d'un orage, d'une pluie, d'un léger froid pour détruire instantanément les germes infectants.

La nature des miasmes qui nous donnent le choléra doit nécessairement différer de celle des miasmes qui nous apportent la peste ; car ceux-ci semblent ne pas être assez volatils pour être enlevés par les vapeurs d'eau ; ils restent confinés dans les couches inférieures de l'atmosphère, et ne propagent l'infection que par le contact direct ou indirect ; tandis que ceux du cho-

---

(a) Les marais d'eau douce auxquels viennent se mélanger les eaux de la mer, ne produisent jamais de miasmes, comme l'ont supposé certains auteurs; car, parmi les substances qui s'opposent à la fermentation et à la putréfaction, on place le sel marin en première ligne.

léra, emportés par les vapeurs de la terre, s'élèvent à une hauteur en rapport avec leur gravité et leur force ascensionnelle (*a*); parvenus aux nuages, ils se développent et se reproduisent, dans des conditions spéciales, en quantités innombrables; mais lorsqu'ils rencontrent des vents froids ou violents, ils sont détruits ou dispersés.

Jusqu'à présent ces miasmes sont restés inaccessibles aux investigations de la science, et l'analyse de l'air n'en a montré aucun vestige. Disséminés dans l'air sec, ils paraissent peu capables d'affecter les êtres vivants; mais quand l'air est refroidi par le rayonnement du soir et de la nuit, une masse d'humidité se précipite dans les couches inférieures de l'air, lequel transporte ces parasites avec lui en les concentrant; et, lorsque cette rosée se vaporise de nouveau aux premiers rayons du soleil, elle entraîne avec elle ces mêmes parasites dans son mouvement ascensionnel.

Absorbés en grande partie par la respiration et même par les pores des êtres vivants, ces miasmes manifestent leur effet délétère sur un certain nombre d'individus plus exposés que d'autres à leur influence, selon leur état de santé ou selon la localité (*b*). Leur action s'exerce tantôt sur les hommes, tantôt sur les animaux; et c'est à la diversité des espèces d'animalcules qui diffèrent entre eux, comme je l'ai dit plus haut, qu'il faut attribuer la diversité des maladies qu'ils développent.

L'inoculation de ces germes vivants dans les organes mêmes se termine presque toujours, dans un certain nombre d'heures, par la mort des animalcules, qui, passés à l'état de putréfaction, produisent souvent, selon le plus ou le moins d'inflammation,

---

(*a*) Ces corpuscules, d'après Rigault de Lille, s'élèvent à 300 mètres dans l'air aux environs des Marais Pontins; mais M. de Humboldt, dans son « *Essai sur le Mexique* », tome VI, page 524, dit qu'ils atteignent une hauteur de 900 mètres.

(*b*) Les villes situées au centre des courbes décrites par des fleuves au confluent des rivières, sont beaucoup plus ravagées par cette maladie que celles qui sont bâties sur des emplacements secs et élevés, et dont la plupart, en effet, ont été préservées du fléau. L'effrayante mortalité qui a sévi en 1854 à l'hôpital de la Salpêtrière, à Paris, en fournit une preuve frappante. Cet établissement, placé dans un triangle formé par la jonction de la Bièvre et de la Seine, se trouve dans les conditions hydrographiques et géographiques les plus favorables au développement de la funeste influence de l'épidémie. Les mêmes observations ont été faites dans tous les pays; partout on a remarqué qu'une humidité abondante exerçait une influence pernicieuse sur la marche et les progrès du choléra, surtout chez les individus habitant de petites chambres basses, où l'air ne pouvait se renouveler convenablement, et par conséquent favorisait, par les exhalaisons des habitants, l'incubation des miasmes, augmentant par ce travail leur action délétère.

des odeurs infectantes, ainsi qu'on l'observe aussi dans plusieurs maladies épizootiques.

C'est ainsi que nous voyons, dans des conditions défavo-
rables, apparaître assez régulièrement aux époques qui coïn-
cident avec la décomposition des plantes marécageuses et de
leurs détritus, ces fièvres et ces maladies épidémiques, telles
que la peste en Égypte et en Turquie; dans l'Éthiopie et
dans l'Arabie méridionale, la lèpre ou éléphantiasis, perma-
nente et localisée dans ces contrées ; dans l'Afrique intertropi-
cale et aux Indes, la lèpre endémique ; à Madagascar, les fièvres
pernicieuses ; dans une partie de l'Afrique, et entre Rome et
Naples, la malaria. Le choléra asiatique exerce surtout ses ravages dans l'Hindoustan, d'où, à diverses époques, des myriades
d'animalcules pestilentiels, transportés par certains courants
d'air, ont été amenés jusque dans l'Europe occidentale, après avoir
préalablement infecté l'Arabie, la Perse, la Syrie, l'Égypte, et
envahi même l'Amérique. Nous voyons la fièvre jaune régner
simultanément à la Nouvelle-Orléans, à Veracruz et aux An-
tilles, sans toutefois se borner à ces parages, puisqu'elle apparaît quelquefois même sur les côtes de l'Europe méridionale.
Les indigènes de quelques-unes des régions que nous venons de
citer sont en outre décimés par la petite vérole épidémique ;
dans les vallées de l'Ohio c'est une autre épidémie appelée
typhus. Cette dernière maladie se développe aussi assez souvent
en certaines circonstances, et probablement par la même espèce
de germes vivants, dans les zones tempérées, où la fièvre ty-
phoïde s'est acclimatée.

Ces épidémies diffèrent dans leurs manifestations et leurs
caractères, en raison des espèces variées des germes animés qui
les ont produites, différant eux-mêmes selon le genre des matières, et selon les plus ou moins grandes chaleurs qui ont agi
sur leur développement, et qui par cela même varient souvent
les caractères et les symptômes d'un type de maladie.

Examen et définition du choléra.

Après cet exposé général de l'action des miasmes morbifiques
dans les épidémies, je vais m'occuper plus spécialement des
phénomènes que nous présente l'épidémie du choléra.

Je commence par donner un extrait du chapitre V de mon

ouvrage, dans lequel je traite de la circulation sanguine (*a*), attendu que sans la connaissance exacte de la théorie qui y est exposée, le lecteur ne pourrait me comprendre.

(a)   EXTRAIT DU CHAPITRE V.

L'électricité comme moteur de la circulation du sang.

12. Expliquons ici d'une manière concise cette nouvelle théorie. Tout en m'inclinant devant les célèbres physiologistes qui ont enseigné d'autres systèmes à ce sujet, je crois avoir le droit d'exprimer ma manière de voir, d'exposer les causes auxquelles on doit rapporter la circulation sanguine, ainsi que la circulation nerveuse, à l'égard de laquelle j'ai également une opinion différente de celle qui est généralement adoptée par les savants.

Examinons d'abord comment le cœur, organe central et principal moteur de la circulation du sang, opère son merveilleux travail d'attraction et de répulsion, c'est-à-dire attire le sang à lui pour l'expulser et le répandre dans tout l'organisme, puis le faire refluer vers lui pour le distribuer ensuite dans les poumons et le soumettre ainsi de nouveau à l'action de l'oxygène électrisé, et enfin lui faire recommencer le parcours du même cercle.

13. Comme tout corps vivant est formé de parties hétérogènes, composées chacune de molécules également différentes, c'est par le contact de ces molécules que se produit la force électro-motrice ; il s'opère autant de décompositions de l'électricité naturelle qu'il existe de points de contact, et la chaleur n'est que le résultat ou le produit des compositions et des décompositions chimiques qui ont lieu continuellement dans toutes les parties du corps. Il en résulte que le mouvement dans les corps animés est dû uniquement à un balancement perpétuel d'attractions et de répulsions moléculaires. L'homme est donc, sous le rapport de son état électrique, comparable à un aimant naturel, ayant autant de pôles tournés dans toutes les directions, que son corps est composé de molécules, dont les particules électriques s'attirent et se repoussent mutuellement. Ces phénomènes d'attraction et de répulsion ne sont cependant appréciables que dans un seul organe, le cœur ; mais là ils le sont d'une manière aussi puissante que palpable ; car la science a calculé que la force qui produit le mouvement du sang chez un adulte, peut être évaluée, selon Borelli, à une puissance de 67,000 kilogrammes, et qu'il passe journellement par le cœur au moins 250 kilogrammes de sang, produisant 4,200 pulsations par heure ou 100,800 par jour. Ceci posé, je rappellerai ce que j'ai dit à la fin du dernier chapitre sur l'électrisation du cœur du fœtus et de l'enfant. Or les deux parties du cœur, douées, comme nous l'avons fait observer dès le principe, de la force électro-motrice entretenue à sa périphérie par les fibres nerveuses (blanches) qui se rendent à ce muscle et l'aident dans son travail de contraction, étaient déjà orientées invariablement ; car les particules électriques qui composent le centre de vie de chaque molécule ont été dès la formation de l'embryon, disposées dans le cœur de façon à faire des deux moitiés, c'est-à-dire de leurs faces intérieures, un appareil agissant comme un double aimant, et cette orientation électrique du cœur a déterminé, ainsi que je l'ai dit, celle de tous les appareils organiques de notre corps, devenus par cela même, comme le cœur, autant de batteries électriques ayant chacune leur centre d'activité.

14. Si nous examinons maintenant le cœur dans son action attractive et répulsive, nous le trouvons électrisé et polarisé de la manière suivante :

1° La face interne de l'oreillette gauche....... négativement.
2° La face interne du ventricule gauche..... positivement.
3° La face interne de l'oreillette droite........ positivement.
4° La face interne du ventricule droit ..... négativement.

D'après les explications qui précèdent, on comprendra facilement que les faces extérieures des quatre parties du cœur, opposées et touchant immédia-

Il est un fait qu'il importe également de connaître, fait prouvé par beaucoup de savants, mais contesté par quelques autres, et duquel cependant la réalité est facile à mettre hors de doute : c'est que les myriades de miasmes de l'air atmosphé-

tement à celles des faces intérieures, devront présenter l'électricité contraire, et il en sera ainsi jusqu'aux enveloppes.

15. Les organes de la respiration apportent dans les poumons (a) l'air oxygéné et électrisé ; la vésicule pulmonaire microscopique, à laquelle viennent aboutir intérieurement une radicelle artérielle et une radicelle veineuse (l'une et l'autre se touchant, mais ne communiquant ensemble que sous l'influence de l'endosmose), les sépare du contact extérieur de l'air par sa cloison, dont les molécules possèdent également les deux électricités contraires.

16. A chaque inspiration, l'électricité libre de l'air atmosphérique, qui se divise dans les ramifications infinies des vésicules pulmonaires, est décomposée dans chacune d'elles en ses deux moitiés, sous l'influence de l'électricité organique dont sont chargées les vésicules ; et, ainsi divisée, l'électricité inorganique positive, chargée d'oxygène magnétique (b), passe à travers la mince cloison dans la radicelle artérielle, et l'électricité négative en est attirée dans le sang de la radicelle veineuse. Or cette cloison, qui forme l'extrémité de de chaque tube artériel et veineux dans lequel le sang circule, a été polarisée dans le fœtus en ce sens que la première tunique artérielle est polarisée transversalement, et a ses pôles positifs tournés vers son centre et ses pôles négatifs extérieurement ; chaque tunique superposée à la première, est par conséquent électrisée en sens contraire de celle qui la précède. Cette polarisation dans le tube veineux est, par suite de la même loi, l'opposé de ce qu'elle est dans le tube artériel, c'est-à-dire que les pôles négatifs sont tournés vers la face interne du tube veineux, et les pôles positifs vers la face extérieure ; il en résulte que les trois autres tuniques, dont les veines sont munies, sont également électrisées, l'une toujours à l'opposé de l'autre, c'est-à-dire que la seconde le sera en sens inverse de la première, et que la troisième aura ses pôles opposés à celles de la seconde, etc.

17. Le sang artériel est donc, ainsi que nous l'avons démontré, électrisé positivement ; mais comme la face interne de la tunique qui le renferme possède aussi la même nature d'électricité que le sang, il en résulte que d'après les lois auxquelles obéit l'électricité, les électricités semblables se repoussant, le sang comme liquide subit cette loi et est repoussé dans la seule direction qui lui reste ouverte, c'est-à-dire vers l'oreillette gauche. Cette oreillette, comme je l'ai indiqué, est électrisée négativement ; or, en vertu de ses propriétés attractives, elle attire le sang oxygéné électrisé positivement ; puis, par l'effet de cette attraction même, elle se contracte et chasse le sang à travers l'orifice auriculo-ventriculaire dans le ventricule correspondant. Ce ventricule est électrisé positivement, c'est-à-dire chargé du même genre d'électricité que le sang. Il en résulte que ces électricités de même nature se repoussent, et que le sang en est par conséquent expulsé avec une certaine violence dans l'aorte, par laquelle il se répand dans des divisions infinies et atteint les points les plus éloignés du centre circulatoire, c'est-à-dire les vaisseaux ca-

(a) Le mouvement d'aspiration des poumons s'exécute 20 fois par minute, 1,200 fois par heure, 28,800 fois par jour. Dans chaque inspiration le poumon reçoit 110 centimètres cubes d'air, ce qui fait 22 mètres cubes par minute, 1,320 mètres par heure, 21,680 par jour. La capacité représentée par les cavités de toutes les vésicules pulmonaires est, d'après le docteur Jurin, de 6 mètres au moins ; et suivant le célèbre Hales, la face interne de ce viscère surpasse 19 fois celle de la peau de tout le corps, et conséquemment égale 95 mètres carrés, qui contiennent 615 milliards 600 millions de pores.

(b) D'après M. Becquerel, l'oxygène possède une grande puissance magnétique, et il a reconnu qu'un mètre cube de gaz condensé agit sur une aiguille aimantée comme 5 grammes de fer.

rique absorbant pour leur propre vie une partie de l'électricité de l'atmosphère, et celle-ci ne se combinant plus en quantité nécessaire avec l'oxygène, il en résulte un manque d'ozone, c'est-

pillaires, dernières ramifications de l'arbre artériel. C'est là qu'il est attiré par son autre moitié qui a passé par les veines, qu'il est destiné à changer d'action et de nature, et que doit s'opérer la transformation du sang artériel en sang veineux.

18. Arrêtons-nous ici un instant pour expliquer ce changement. Il est inutile d'indiquer comment les physiologistes expliquent le phénomène du changement de couleur du sang ; car les différentes opinions émises à ce sujet sont parfaitement connues des médecins, et ne présentent aucun intérêt pour les autres classes de lecteurs. Voici l'explication que nous en donnons : Le sang oxygéné, électrisé positivement, une fois qu'il est arrivé aux dernières ramifications, se trouve en présence des radicelles les plus ténues des veines naissantes, qui ont amené son autre moitié à sa rencontre ; car la face interne de la première tunique des veines, nous le répétons, a été (contrairement à celle de la tunique renfermant le sang artériel) électrisée négativement, et a ainsi communiqué cette même électricité au sang qu'elle renferme. Voilà donc le sang artériel, électrisé positivement, en face du sang veineux, électrisé négativement. Que se passe-t-il alors ? Les deux courants électriques viennent se recomposer à chaque inspiration ; par leur contact, l'oxygène du sang artériel est absorbé, et l'acide carbonique dégagé ; celui-ci passe dans le sang veineux, qui instantanément de rouge cerise devient rouge noir.

19. Maintenant, comment, par quelle force cette masse de sang, de 12 à 15 kilogrammes environ, renfermée dans ces milliers de tubes, va-t-elle opérer son ascension vers le cœur ? L'opinion généralement admise à cet égard est que l'impulsion donnée par le cœur au sang artériel dans le ventricule gauche, en se contractant sur ce liquide, le chasse comme par un coup de piston, favorisé en outre par les contractions musculaires, et que ce sont là les seules causes du mouvement imprimé à la colonne artérielle. Quant à la force qui fait progresser le liquide sanguin dans le sens contraire à la pesanteur, on croit devoir l'attribuer aux contractions musculaires des veines, et ensuite à l'interposition des valvules à soupape placées de distance en distance dans les canaux veineux, laquelle empêcherait la colonne liquide de rétrograder.

20. Or voici, selon moi, comment les choses se passent. Le sang, dans les dernières radicelles artérielles, dépouillé après la recomposition des deux courants électriques de l'oxygène et chargé d'acide carbonique (a), est repris dans le système capillaire par les veines, dont la première, comme je l'ai démontré, a toujours sa paroi intérieure électrisée *négativement*. Les veines, dès ce moment, agissent par leur force répulsive sur le liquide, électrisé de même nature, et le refoulent en sens contraire, poussé par le sang des artères ; elles sont aidées dans ce travail par les contractions de leur troisième tunique, qui est composée de fibres circulaires, et elles se contractent alternativement sur les deux premières tuniques par suite de l'attraction et de la répulsion que celles-ci exercent constamment sur elle, en vertu de l'action répulsive non interrompue qui constitue leurs mouvements vitaux. Les soupapes des valvules obéissent aux mêmes lois ; elles se contractent sur elles-mêmes et empêchent en se fermant le sang de rétrograder.

21. Dans le trajet ascensionnel que fait le sang veineux, les grandes divisions de cet arbre diminuent successivement de nombre pour ne plus former que quelques grands troncs ou canaux, dont le volume n'est plus en rapport avec les forces électro-motrices répulsives dont les tuniques sont douées ; par cela même la marche du sang devient lente et difficile. Il a donc fallu que

(a) Un adulte aspire par heure 24 litres d'acide carbonique à zéro, représentan 12 grammes de carbone.

à-dire d'oxygène électrisé, et par suite un ralentissement de la circulation sanguine, qui prouve que l'électricité de l'atmosphère est insuffisante pour en entretenir le fonctionnement normal, surtout chez les personnes dont la santé est altérée.

Bien que tout le monde connaisse à peu près les symptômes produisant les miasmes cholériques, je me crois obligé de les relater ici, afin de mieux démontrer que le choléra est le résultat d'une décomposition directe du sang par suite de la séparation de ses parties liquides (serum) avec ses parties solides, et de la transsudation des premières sur les surfaces intestinales. Cette décomposition est causée par l'obstruction plus ou moins rapide opérée par les miasmes dans les vésicules pulmonaires, laquelle empêche l'oxygène de se communiquer au sang, et l'électricité atmosphérique de pénétrer dans les artères et dans les veines, qu'ils ont ainsi privées de leur principe vivifiant et de leur agent moteur.

Les symptômes dont il est question sont si nombreux et si complexes, que je n'en mentionnerai que les principaux.

La maladie s'annonce par un malaise général avec diminution ou perte d'appétit, fatigue, frisson, engourdissement des membres, diarrhée plus ou moins fréquente ; suivent des éructations, des nausées et des évacuations alvines, qui se continuent et sont accompagnées de coliques et de vomissements; etc. Ces effets proviennent de ce que, par l'action des miasmes sur les poumons, le serum du sang se sépare de la partie

la nature suppléât d'une autre manière à ce manque de puissance, afin d'aider aux veines à opérer et à accélérer le retour du liquide au cœur ; et cela a lieu par la force d'attraction de l'oreillette droite, qui, comme je l'ai indiqué plus haut, s'est emparée à son intérieur de l'élément électro-positif, et a formé le pôle de l'un des deux aimants à pôles renversés qui représente le cœur. Ici s'accomplit le même phénomène que nous avons déjà observé dans la partie gauche du cœur, dont l'oreillette a également agi par sa force d'attraction sur le sang revenant des poumons, tandis que les deux ventricules exercent une force répulsive. La colonne sanguine projetée par l'attraction dans la cavité de l'oreillette droite par les veines caves, en même temps que la lymphe et le chyle préparateur, obéissant aux mêmes lois de l'électricité, s'y précipitent par la sous-clavière gauche et la sous-clavière droite, et, par les contractions successives de l'oreillette, chassée forcément dans le ventricule correspondant ; mais la cavité de ce ventricule se trouvant dans le même état électrique que le sang qui s'y projette, il en est par conséquent rejeté avec force par l'artère pulmonaire dans les ramifications capillaires des poumons. C'est alors que, mis de nouveau en contact avec l'électricité de l'atmosphère, le sang dégage son carbone et le transmet à l'air, qui, en échange, lui donne une nouvelle dose d'oxygène et d'électricité; puis il recommence son trajet circulaire de vivification, pour lequel, selon les physiologistes, il emploie chaque fois une période de deux minutes à deux minutes et demie (a).

(a) Le chapitre suivant traite de la circulation nerveuse.

solide, transsude sur les surfaces intestinales et est ensuite éliminé par les follicules sécréteurs du tube digestif. Si cette décomposition du sang n'est pas promptement arrêtée, et si la transsudation continue, il en résulte une suspension de la circulation, à cause de l'absence de la force vitale et de l'impossibilité de la circulation des résidus du sang, qui ne présentent alors qu'une masse épaisse, gélatineuse, ne retournant que difficilement et lentement vers le cœur. La dissolution de sa composition chimique par le manque de l'oxygène et de l'électricité ne permettant plus au sang de subir dans les poumons les changements nécessaires, il retourne au cœur tout à fait semblable au sang veineux, et dans la plupart des cas il ne peut plus être transmis par l'aorte jusqu'au système capillaire de la périphérie ; les urines sont complétement supprimées, parce que le sang n'a plus de liquide à leur fournir, et par suite le malade éprouve une soif excessive. Le manque de circulation du sang dans le système capillaire produit le refroidissement et la coloration violacée de la peau. Le côté droit du cœur cesse de se contracter, le sang veineux n'y retournant plus ; le système nerveux commence, bien que secondairement, à être affecté ; il survient des crampes de plus en plus fortes et fréquentes ; les yeux s'enfoncent dans leurs orbites, la peau des doigts se ride, et un amaigrissement rapide frappe toutes les parties du corps, parce que tous les vaisseaux absorbent avec une avidité extrême les liquides qui y sont déposés ; enfin la respiration devient de plus en plus difficile, etc.

Ces symptômes prouvent qu'il y a décomposition du sang, occasionnée par des miasmes introduits dans l'organisme par l'absorption pulmonaire. Mais la manière dont cette décomposition du sang s'opère est restée jusqu'ici un mystère pour la science.

Aucun médecin, aucun physiologiste, du moins autant que je sache, n'a tenté d'élucider cette importante question, parce que le rôle que joue l'électricité dans notre organisme était inconnu.

Maintenant, me référant au chapitre reproduit de mon ouvrage, qui traite de la circulation du sang, je vais donner l'explication du phénomène principal que nous observons dans le choléra. Qu'il soit disséminé dans l'air ou concentré dans des foyers d'émanation, le miasme, une fois qu'il est respiré par un individu prédisposé par son organisation ou par un état maladif quelconque, pénètre avec l'air atmosphérique oxygéné et légèrement électrisé, dans les vésicules pulmonaires (microscopiques), où l'électricité neutre est décomposée en ses deux moitiés ; l'électricité positive avec son oxygène est attirée par le sang artériel à travers la vésicule pulmonaire dans les tuniques de l'artère, et l'électricité négative passe dans la tunique qui contient le sang veineux. (*Voir le chapitre sur la circulation du sang.*) La glotte et l'épiglotte n'opposent aucun obstacle au passage du miasme, qui, introduit ainsi avec l'air dans les cavités du poumon par la membrane muqueuse, ne peut se défendre contre les effets des matières atmosphériques. Ces miasmes s'attachent donc vraisemblablement aux parois des vésicules, où ils s'accumulent à chaque aspiration ; mais ces corpuscules sont altérables, s'ils viennent à être exposés à des causes destructives. Or il est probable que lorsqu'ils sortent de la masse mobile et vaporeuse pour laquelle ils ont le plus d'affinité, ils meurent ; et alors leurs détritus peuvent devenir des foyers d'émanation, ou bien leur agglomération et leur concentration dans les vésicules, sous l'influence de la chaleur, produisent une nouvelle incubation, que les exhalaisons du cholérique transforme en un foyer d'infection pour ceux qui l'entourent.

Chez certains individus, chaque vésicule peut ainsi, en quelques heures, être obstruée par le miasme vivant ou mort, comme il se peut aussi que l'obstruction complète n'ait lieu qu'au bout de quelques jours.

L'effet immédiat de cette obstruction est d'intercepter plus ou moins le passage de l'oxygène et de l'électricité que l'air atmosphérique apporte aux poumons ; le sang est ainsi privé de son principe vivifiant et de son moteur unique (*Voir la note*) ; peu à peu le sang artériel, dont la circulation n'est plus entretenue normalement par l'électricité positive, se décompose ; un changement s'opère dans ses qualités chimiques ; le serum se sépare du caillot (formé par la fibrine et la partie colorante) (*a*). Enfin a lieu la coagulation du sang, par suite de la-

(*a*) Des chimistes éminents, en analysant le sang normal d'individus bien portants, y ont trouvé une quantité notable d'acide acétique. Dans celui de cholériques pris à différentes périodes de la maladie, on a découvert une quantité *bien moindre* d'acide acétique libre et de serum. Ce qui manquait de ces deux substances dans le sang des cholériques s'est retrouvé dans les matières rejetées par les vomissements et par les évacuations alvines, et les mêmes chimistes les ont évalués dans plusieurs cas à 4 kilos. C'est donc à l'aide de l'eau et de l'acide acétique qu'il faudrait chercher à reconstituer le sang dans sa condition normale.

quelle la tunique intérieure de l'artère, électrisée aussi positivement comme le sang, se contracte sur elle-même, chasse en avant la partie plus ou moins liquide encore, puis, se rétrécissant de plus en plus, force le serum à transsuder jusque sur les surfaces des intestins.

La diminution de l'activité du cœur amène à un état voisin de l'adynamie, produit une réaction sur le système nerveux, qui, également alimenté par le sang chimiquement altéré, subit nécessairement des anomalies dans son mode d'action; de là probablement les mouvements spasmodiques, les crampes fréquentes et prolongées qui accompagnent le choléra, et qui sont d'autant plus intenses que l'obstruction des vésicules pulmonaires est plus ou moins complète. Dans cet état, le pouls devient de plus en plus imperceptible, la respiration s'arrête peu à peu et l'asphyxie en est le dénouement définitif.

Ainsi s'expliquent ces phénomènes de transsudation sur les surfaces intestinales, et par suite la diarrhée, les vomissements et tous les autres accidents qui en sont la conséquence médiate ou immédiate.

D'après ce qui précède, on comprend qu'aucun sujet d'étude n'ait suscité plus d'opinions contradictoires; qu'il n'y ait pas de maladie dont les causes aient donné lieu à plus d'affirmations et de négations, à plus de conflits entre ceux qui se flattent d'en avoir découvert la source et ceux qui déclarent cette source à tout jamais cachée pour l'intelligence humaine, et s'inclinent devant la formidable énigme. Le mot en est-il trouvé aujourd'hui? Hélas non! il ne l'est encore qu'à moitié, et je laisse à d'autres le soin de continuer les investigations et d'achever la solution du problème; quant à moi, il me suffit de savoir si l'on en sait assez pour être à même de combattre le fléau et de ne plus avoir besoin de redouter ses attaques.

Les spécifiques contre le choléra.

Les moyens de combattre cette maladie sont, en première ligne l'électricité, comme préservatif et curatif; et en seconde ligne l'eau ferrée glacée et acidulée.

Examinons les propriétés de l'agent électrique.

La science a reconnu l'électricité comme étant le principe de vie chez l'homme, chez les animaux et chez les végétaux.

Ainsi chaque molécule du corps humain est saturée de cette
électricité vitale, dont la circulation libre et régulière, parcou-
rant le corps humain dans tous les sens, depuis le cerveau,
source et centre principal, jusqu'aux dernières fibres, vivifiant
tous les tissus des différents systèmes de notre organisme, est
une **condition de la vie et de la santé**. Une interruption plus ou
moins prolongée de ces courants électriques, dans quelque
partie de notre corps que ce soit, causée par l'aspiration d'un
air plus ou moins chargé de miasmes, par suite d'excès en tout
genre, de chagrins, d'émotions, de chutes, etc , provoque des
dérangements dans les fonctions habituelles de la machine humaine ; de même que l'accumulation de cette électricité dans
un de nos organes y produit d'abord un excès de chaleur, puis
l'inflammation et la fièvre, son manque partiel ou total finit par
y occasionner un dépérissement lent ou rapide. C'est donc la circulation normale de ces courants, et le parfait équilibre dans
notre corps de cette électricité, toujours divisée, lorsqu'elle est
en activité, en deux forces égales cherchant continuellement à
se faire équilibre, qui **constitue l'état normal de santé chez
l'homme**. On ne sera donc pas étonné que l'agent électrique, ce
principe universel, développé par des appareils spéciaux et ra-
tionnellement dirigé, puisse entretenir le mouvement et la circulation de l'électricité vitale de notre corps. La science, d'ailleurs, en a reconnu les propriétés stimulantes, résolutives et
dérivatives. Il est aussi l'excitant naturel des forces vitales,
des systèmes nerveux, musculaire, artériel et vasculaire ; il
active la circulation des liquides ; il régularise la respiration et
la digestion ; il calme et fortifie les nerfs ; en un mot, il met
en jeu les ressorts de tout l'organisme et triomphe presque
toujours des affections, même les plus rebelles. L'électricité
peut donc être considérée comme un agent conservateur et régénérateur de la santé.

Appliquée au début des symptômes légers ou graves du choléra, l'électricité rétablit la circulation du sang en détruisant
l'obstruction causée par les miasmes, en rendant au sang
son agent moteur, et en empêchant le serum de continuer à
transsuder sur les surfaces intestinales. Si la coagulation n'est
pas arrivée au dernier degré, et que l'asphyxie ne soit pas complète, il y a encore espoir de la vaincre par une application ra-
tionnelle de l'électricité telle que je la conseille.

Quant à **l'eau ferrée, glacée et acidulée**, dont on peut faire
usage à défaut de l'électricité, en voici l'action :

Comme il s'agit de remplacer les liquides expulsés par la transsudation, puis par le tube digestif, il est nécessaire de donner peu à peu au malade plusieurs litres de cette eau, qui pénétrant moléculairement dans l'organisme, soit transportée dans la circulation, remédie à la cause qui produit dans le choléra cette soif extraordinaire, c'est-à-dire au manque de liquide dans le sang ; aussi les vomissements sont-ils le plus souvent arrêtés presque instantanément par l'usage de cette eau. L'eau glacée agit également comme répercussif sur la transsudation du sang ; mais elle lui apporte aussi par le vinaigre un dissolvant du caillot, et secondée par le fer, devient en même temps, un excellent conducteur et régulateur des courants électriques de tout l'organisme. Ces courants, dont les fonctions avaient été bouleversées par l'expulsion simultanée du sang des artères, rentrent, grâce à cette boisson électrique, peu à peu dans leur ordre fonctionnel ; et par ce moyen paralysent les effets de l'air miasmatique.

Il n'est pas inutile d'ajouter que le camphre et l'ammoniaque liquide sont de puissants auxiliaires dans le traitement du choléra. Bien qu'on pourrait s'en passer dans beaucoup de cas, il ne faut pas en négliger l'emploi, qui est toujours utile. Je vais indiquer leur action et montrer leur importance.

Le camphre pris intérieurement agit énergiquement sur les douleurs d'entrailles et la diarrhée ; il dissipe ou prévient les crampes ; employé en frictions et dissout dans l'alcool (alcool camphré), il réchauffe et possède comme l'ammoniaque liquide des propriétés anti-septiques et anti-putrides, supérieures à celles de toutes les autres substances. Le lotionnement avec l'alcool camphré a aussi l'avantage, en raison de la saveur amère et de l'odeur âcre du camphre, de créer autour de ceux qui s'en servent une atmosphère de nature à repousser et par conséquent à annihiler les miasmes. Il en est de même de l'ammoniaque, dont l'odeur piquante produit le même effet, et qui peut en outre être respirée (a) ; introduit dans les cavités des poumons, ce gaz volatil agit comme anti-putride et fait rentrer en même temps dans l'organisme un principe vital qui a été neutralisé par l'action des miasmes (b) ; détruit ou du moins repousse en dehors les miasmes qui y ont pénétré.

(a) Il est très-prudent, surtout pour les personnes qui sont obligées de visiter des cholériques, pour celles qui les soignent notamment, d'être munies d'un petit flacon à odeur rempli d'alcali volatil, qui sert à détruire l'air vicié entré dans les poumons.
(b) Voir Magendie : *Leçons sur le choléra*, page 69.

Moyens préservatifs et curatifs (a).

Si tout le monde savait le peu de danger qu'il y a d'être atteint du choléra lorsqu'on prend certaines précautions, ainsi que la facilité avec laquelle on en combat les premières attaques, les esprits ne seraient pas si inquiets, et l'on n'aurait pas à déplorer la mort d'un aussi grand nombre de personnes victimes simplement de la frayeur.

Avant de passer à l'indication des moyens préservatifs, je dois expliquer un phénomène qui s'observe pendant que sévit le choléra, et dont je n'ai pas fait mention jusqu'ici.

Les myriades de miasmes de l'air atmosphérique absorbant pour leur propre vie une partie de l'électricité de l'atmosphère ; celle-ci ne se combinant plus en quantité nécessaire avec l'oxygène, il en résulte un manque d'ozone, c'est-à-dire d'oxygène électrisé, et par suite un ralentissement de la circulation sanguine, qui prouve que l'électricité de l'atmosphère est insuffisante pour en entretenir le fonctionnement normal, surtout chez les personnes dont la santé est altérée.

Dès lors les germes vivants que nous respirons, n'étant point entraînés et détruits dans le torrent de la circulation, s'implantent dans les tissus cellulaires des voies respiratoires et des voies digestives, où ils attirent tout le sang du corps.

Les individus les plus exposés à son influence sont les gens d'un tempérament faible ou maladif, ceux qui mènent une vie sédentaire ou sont astreints à un travail fatigant ; ceux également qui sont mal nourris, mal vêtus, manquent des soins de propreté, habitent des lieux insalubres, petits et mal aérés ;

(a) Le prix Bréant fixe une récompense de 100,000 fr. « pour celui qui » 1° trouvera une médication propre à guérir du choléra asiatique dans » l'immense majorité des cas ; 2° indiquera d'une manière incontestable les » causes du choléra asiatique, de sorte qu'en opérant la suppression de ces » causes, on fasse cesser l'épidémie. »
J'ai satisfait, je le crois du moins, à l'une et à l'autre de ces deux propositions du concours (*voir page* 155 *et l'Appendice, chapitre XXV*). Est-ce une raison pour que le prix me soit accordé? Nullement. Il en sera de ce concours comme de celui pour le prix de 50,000 fr., promis par le gouvernement pour l'application avec économie de la pile de Volta à la médecine, etc., et qu'on a adjugé, contrairement aux termes précis du décret de l'Empereur (*voir ma protestation*), à un mode de changer l'électricité dynamique en électricité statique, résultat que l'auteur avait obtenu sans l'avoir cherché longtemps avant cette époque, mais qui ne lui avait point paru avoir de l'importance, vu que ce changement se produit chaque fois qu'une grande tension d'électricité dynamique agit par influence sur l'électricité ambiante.

tous les gens enfin habitués à commettre des excès ; et toutes ces personnes sont d'autant plus exposées à l'influence miasmatique, qu'elles ont passé l'âge de cinquante ans.

Les individus qui ne se trouvent dans aucun des cas précités, qui mènent une vie réglée, qui sont sobres sous tous les rapports, qui se donnent beaucoup d'exercice, qui jouissent d'une bonne santé, sont rarement atteints du choléra, parce que leur organisation supplée au défaut d'électricité oxygénée. Chez ces individus une nourriture saine, par la décomposition chimique des aliments et le frottement constant des solides et des liquides, produit une grande quantité d'électricité, dont l'excès, dans les temps ordinaires, est rejeté au dehors au travers de l'épiderme, et, dans les cas de choléra, est pompé avec avidité, pour leur propre fonctionnement, par les organes qui peuvent momentanément manquer d'électricité; elle aide alors à entretenir la circulation du sang, de sorte que le défaut d'électricité neutre n'exercera aucune influence fâcheuse sur eux et que l'électricité propre au corps suffît pour neutraliser l'action des miasmes. Il faut toutefois que ces dispositions favorables ne soient pas détruites par des conditions géographiques ou hydrographiques de nature à augmenter l'intensité de l'épidémie, telles que des marécages, de vastes plaines sans forêts, des sites entre des courbes décrites par des fleuves, au confluent des rivières, etc. Cette dernière situation (a) surtout est des plus dangereuses, attendu que l'humidité abondante qui s'y concentre devient un foyer miasmatique, dont l'intensité peut abattre les natures les plus robustes.

Le moyen de préserver du choléra ceux mêmes qui en sont d'ordinaire les premières victimes réside dans *l'électricité*, qui en est en même temps l'agent curatif. Pour le prouver, je vais citer un fait en dehors de mes théories et de mes expériences, et qui, par cela même, sera plus convaincant pour le lecteur.

D'après les observations recueillies en plusieurs pays pendant les épidémies du choléra, faits acquis à la science, il est prouvé que dans les établissements où se travaillent le cuivre, le laiton, le bronze, l'acier, etc., le contact des métaux, développant plus ou moins d'électricité, a préservé du choléra les ouvriers, au point que sur mille il n'en a été atteint qu'un ou deux à peine, encore étaient-ce des individus adonnés à la boisson. Or de ce que le contact des métaux électriques et magnétiques a

(a) Voir page 159 les ravages produits par cette position à l'hôpital de la Salpétrière, à Paris.

suffi pour préserver du choléra (*a*), on doit nécessairement conclure que si l'on remplace cette action salutaire des métaux par une application directe de l'électricité dynamique sur les organes de la respiration et de la digestion, l'action sur ces organes, et par suite sur la circulation, doit être bien plus active, bien plus vivifiante, bien plus préservatrice encore contre l'influence de l'épidémie. Conclusion d'autant plus irréfutable, à mes yeux du moins, que toutes les expériences que j'ai faites à ce sujet m'ont confirmé ce résultat (*b*).

Je me bornerai donc à indiquer les moyens préservatifs et curatifs à employer contre le choléra.

(*a*) C'est en grande partie à M. le docteur Burcq que l'on doit les intéressantes recherches sur l'immunité dont ont joui pendant les périodes cholériques les établissements où se travaillent les métaux, et c'est sur la protection transmise à leurs ouvriers par les émanations métalliques que ce médecin a fondé sa métallo-thérapie, et, par suite, ses moyens préservatifs du choléra.

Le système de M. le docteur Burcq, malgré de nombreuses et curieuses expériences dans les hôpitaux de Paris, où il est parvenu notamment à calmer instantanément des crampes par l'application d'anneaux de cuivre, n'a pas fait de progrès, non plus que son système de bains basé sur les mêmes principes. Cependant ce système avait été accueilli un moment avec enthousiasme et ses armatures métalliques étaient considérées comme de véritables panacées. Quoique rien ne soit venu depuis contredire les assertions de M. Burcq, ses expériences n'ont point été continuées et son système est tombé dans l'oubli le plus complet.

Quant aux armatures qu'il a composées pour préserver du choléra, le savant docteur s'est fait illusion sur les effets qu'il leur attribuait; car le port sur le corps de différents métaux en forme de plaques ou de boutons, sans contact ni frottement entre eux, ne pouvait développer l'électricité nécessaire pour suppléer à celle dont le manque peut faire souffrir l'organisme. Un tout autre effet est produit par le frottement continuel des métaux électriques entre eux : leur maniement par les ouvriers dégage constamment une grande quantité d'électricité, qui est immédiatement absorbée par les individus se trouvant dans la sphère du développement électrique. Ces résultats confirment une fois de plus l'exactitude des théories établies par moi (*chap. IV, art.* 9 à 35).

Pour se préserver des maladies épidémiques, il faut porter sur le corps des armatures, mais composées autrement que celles de M. Burcq, c'est-à-dire des aimants tels que je les ai décrits (42–48.) et qui, selon la position qui leur est donnée sur le corps, développent et échangent continuellement leur magnétisme inhérent, duquel notre organisme peut ainsi puiser la quantité dont il a besoin.

(*b*) M. le docteur Poggioli a, dans ces derniers temps, exprimé une opinion analogue, mais sans dire où il l'avait puisée; elle a été émise pour la première fois par moi en 1851.— L'électricité statique dont il se sert est incapable de préserver du choléra ou de le combattre, attendu que son action ne s'étend que sur le derme, tandis que l'un et l'autre cas exigent le déploiement d'une grande quantité d'électricité dynamique.

Moyens préservatifs pour l'individu.

Les moyens que je vais indiquer n'excluent pas l'observation des précautions suivantes : il faut s'habiller plus chaudement que de coutume, se gargariser matin et soir la bouche avec de l'eau salée et ne jamais sortir, surtout le matin, sans avoir pris cette précaution ; croquer de temps à autre un petit morceau de camphre entre les dents, en porter même dans ses poches ou en fumer une cigarette ; s'abstenir de boire de la bière, du cidre ou du lait ; se donner beaucoup d'exercice, afin d'entretenir la chaleur animale ; observer en général un régime sobre et régulier ; renouveler constamment l'air dans les lieux qu'on habite ; entretenir de grands feux de cheminée dans lesquels on jettera de temps à autre un peu de résine ; éviter le froid et l'humidité, surtout la nuit, pendant laquelle les miasmes sont condensés en masses plus épaisses dans les couches basses de la terre, et sont par conséquent beaucoup plus dangereux que pendant le jour, surtout dans les quartiers habités par les classes ouvrières et pauvres. C'est là principalement que les habitants, autant que les inspecteurs de la salubrité publique, doivent veiller avec la plus stricte attention au rigoureux accomplissement des mesures sanitaires exigées par l'état des lieux et des habitations. Ces recommandations s'adressent surtout aux personnes habitant de petites chambres à plafond bas, qui ne peuvent être convenablement ventilées, et dans lesquelles logent souvent plusieurs individus à la fois ; attendu que l'air miasmatique qui y pénètre le soir, n'étant pas constamment renouvelé (a), se condense et, échauffé par les exhalaisons et les transpirations incessantes des personnes qui les habitent, entre dans une espèce de fermentation qui favorise l'incubation et la reproduction rapide des êtres miasmatiques à un tel degré, que, étant respirés alors par l'homme pendant ce travail, les miasmes déposent leurs œufs dans les voies de la respiration et dans le tube digestif, et déterminent le choléra foudroyant. Chaque cholérique, dans ces circonstances, devient avant même le dénouement fatal un foyer d'émanations miasmatiques, et après sa mort ses poumons exhalent encore les mêmes germes morbifiques qui lui ont ôté la vie.

(a) L'admirable rapport de M. le docteur Piorry, reproduit par le *Courrier médical*, et duquel il résulte que l'encombrement et le défaut d'aération des appartements étaient les causes déterminantes les plus sérieuses du choléra, vient expliquer et donner pleinement raison à ces faits.

Ceci explique la rapide propagation du fléau et de ses ravages dans les quartiers resserrés, mal aérés, sales et encombrés de population. Il faut, autant que possible, établir dans chaque chambre, surtout la nuit, des courants d'air ainsi qu'il est conseillé plus haut, et entretenir dans ce but du feu dans la cheminée. Si à ces précautions le gouvernement ou la munici-palité ajoute celle que j'indique plus loin, on affaiblira considé-rablement les effets de l'épidémie.

En outre de ces précautions générales, il faut s'électriser tous les jours avec l'électricité de première induction en s'appliquant le PP au creux de l'estomac et le PN entre les omoplates (a), et prendre tous les deux jours un bain de pieds électrique avec sel. Pour que tout le monde puisse user de ce moyen, il est nécessaire que le gouvernement suive les conseils que j'ai donnés dans le chapitre XXIII, qui traite de la généralisation de l'électricité.

A part le moyen indiqué, dont chacun doit être mis en posi-tion d'user, il en est un autre plus simple et plus facile à exé-cuter: il consiste à porter sur la région de l'estomac un élec-trisateur perpétuel (b), à l'aide duquel on sera constamment actionné par d'insensibles courants magnétiques, qui entre-tiendront la circulation sanguine en fournissant à l'organisme l'électricité qui peut lui manquer.

Si par plus de précaution encore on se munit d'une paire de semelles magnéto-électriques, on sera sûr que le corps ne man-quera pas de ce principe vital. En effet ces semelles entre-

(a) Abréviations pour *pôle positif* et *pôle négatif*.
(b) Cet appareil se compose de deux doubles aimants puissants, de forme et d'aimantation particulières, à pôles multiples (triplement enveloppés), d'un poids très-minime. — Ces aimants, suspendus au moyen d'un double ruban et de deux boucles, s'appliquent sur le corps, l'un sur la région de l'estomac et l'autre entre les omoplates. Il s'établit ainsi entre les différents pôles de ces aimants, et au travers de la partie du corps interposée, des courants con-stants, bien qu'insensibles, qui, par leur mouvement continuel opéré par l'at-traction mutuelle de leurs magnétismes sud et nord, maintiennent ou rétablis-sent l'équilibre entre les myriades de particules électriques de notre corps, en régularisant l'infinité des courants électriques qui parcourent dans tous les sens les tissus cutanés et ceux du système musculaire et du système nerveux. Ils agissent non seulement sur l'électricité des différents tissus qui constituent ces systèmes, en calmant et en fortifiant la masse des nerfs, mais encore et d'une façon très-prononcée sur le système sanguin, par l'influence qu'ils exer-cent sur les particules de fer qui se trouvent dans le sang; c'est ainsi qu'on peut s'expliquer l'action salutaire de l'électrisateur magnétique perpétuel sur toutes les maladies du sang et sur les affections du cœur. Son influence bien-faisante sur toutes les maladies de l'estomac, ainsi que sur les bronchites, les phthisies, les catarrhes pulmonaires, les asthmes, l'épilepsie, les névralgies, sur le système nerveux en général, est des plus extraordinaires.

tiendront également la circulation du sang, d'abord dans les pieds, puis dans toutes les parties du corps, par l'entremise des artères et des veines, des nerfs et des muscles qui sont en contact avec les pieds; elles conserveront aux pieds une douce chaleur et opèreront en outre une action très-prononcée et incessante sur le sang, par l'influence que l'électricité magnétique exerce sur toutes les particules de fer qui se trouvent dans le sang. Je suis convaincu que si elles portent l'électrisateur perpétuel comme il est indiqué (42-43.) et les semelles avec leurs quadruples aimants, les personnes mêmes qui y sont le plus exposées par l'état de leur santé, seront préservées de toute attaque du choléra (a).

Moyens préservatifs pour les populations.

On sait qu'une frayeur subite peut causer une syncope, une attaque d'épilepsie ou d'apoplexie, et même la mort; qu'une crainte, une peur qui vous frappe et qui se renouvelle sans cesse peut aussi produire des accidents cholériques. Ce dernier fait est malheureusement trop connu, puisque les trois quarts au moins des personnes qui sont attaquées du choléra y succombent par suite de la peur. Il est donc urgent que tous les gouvernements et toutes les autorités donnent aux populations qui sont administrées par eux des instructions claires et précises, qui leur enseignent les moyens simples et faciles à suivre de se préserver du fléau, et que ces instructions soient en même temps de nature à les rassurer et à dissiper toute frayeur.

Aujourd'hui des milliers de faits ont prouvé que le choléra n'est pas, comme on l'a cru si longtemps, contagieux; aussi a-t-on abandonné l'idée d'établir des cordons sanitaires et des quarantaines contre cette épidémie; il ne reste plus d'autre

(a) En présence d'un intérêt humanitaire aussi général que celui qui s'attache à la diffusion d'un moyen préservatif contre un si terrible fléau, il me serait pénible de penser qu'on puisse supposer que, par la raison que je suis l'inventeur de ces instruments, l'intérêt personnel inspire mes conseils ; à ceux toutefois qui pourraient le croire, j'offre de fournir gratuitement, dans le cas où nous serions de nouveau visités par le choléra, un double électrisateur perpétuel et une paire de semelles magnéto-électriques (valant ensemble 32 fr), à condition qu'ils prendront l'engagement par écrit de verser, après la disparition de l'épidémie dont ils auront été préservés, une somme de 1,000 à 10,000 fr , selon leur fortune, dans la caisse de bienfaisance de leur arrondissement.

moyen pour tâcher d'en arrêter les progrès, et cela est au pouvoir de l'homme, que de la combattre dans sa course aérienne, lorsque le soir elle déverse sur nous ces germes vivants qui nous portent la mort. Or on comprendra que ce n'est pas chose facile, et la science aurait dû depuis longtemps chercher ce moyen; mais les savants ne sont pas même d'accord sur le principe meurtrier du fléau.

Pour que les gouvernements suivent les conseils que je me suis permis de leur donner dans l'intérêt de l'humanité, je conçois qu'il faille que la science officielle les ait approuvés, et il s'écoulera encore bien du temps jusque là. En attendant, si le choléra nous menace de nouveau, il trouvera, comme à l'époque de ses premières invasions, la population de la capitale, aussi bien que de toutes les villes, bourgs et villages de France, sans défense contre ses ravages. En présence de l'épidémie, il ne sera plus temps; il ne sera plus possible d'opposer au mal les préservatifs que j'indique, attendu que lors même que la confiance du public serait acquise aux moyens que je conseille, je ne serais pas en état, avec la meilleure volonté du monde, de fournir la millième partie des appareils préservatifs indispensables. Dans cette fâcheuse alternative, je crois devoir suggérer une mesure qui pourrait, sans le secours de l'électricité, opposer une digue au choléra asiatique. Cette mesure ne parviendrait probablement pas à préserver la population tout entière de l'influence du fléau; mais j'ai la conviction qu'elle en affaiblirait beaucoup l'action et en diminuerait considérablement les ravages. D'ailleurs, les gouvernements sont à même de faire examiner d'avance si le moyen que je vais exposer mérite d'être recommandé par eux et mis en pratique dans toutes les parties de leurs pays respectifs.

Il faut d'abord que chaque habitant soit astreint à faire du feu chez lui, dans les cheminées, ou sur le foyer de la cuisine, et à y jeter de temps à autre un peu de résine. Chaque établissement, quelle qu'en soit l'importance, fabrique, fonderie, usine, devra se conformer strictement à cette ordonnance, afin que l'atmosphère soit ainsi purgée par les cent mille cheminées (je parle ici de Paris), qui y porteront leur fumée résineuse appelée à détruire les miasmes. En dehors de ces moyens à employer par les habitants, les gouvernements, les municipalités feront allumer, toute la journée et surtout vers le soir et pendant la nuit, de grands feux sur toutes les places publiques, dans les rues larges, le long des boulevarts et des quais, et sur les bords des fleuves voisins des habitations (a), en y faisant également jeter de la résine toutes les dix minutes.

Les petites villes et les bourgs établiront ces feux autour de leurs enceintes; les campagnes et les maisons isolées, autour de ces habitations.

La résine, comme on sait, est idio-électrique et s'électrise d'une manière négative; elle jouit de la propriété de condenser et de conserver l'électricité, mais non de la conduire. Transformée de l'état solide à l'état de combustion, la résine développe une grande quantité d'électricité; elle devient ainsi en même temps un principe vivifiant et un principe anti-miasmatique.

Si l'atmosphère est lourde, chargée de vapeurs, sans courants d'air, ce qui facilite la descente et la concentration des couches chargées de miasmes et en favorise le travail d'incubation et la multiplication à l'infini, on fera bien de se servir, là où c'est possible, des voitures d'arrosage de la salubrité publique (ou des pompes à incendie), pour y opposer encore un moyen neutralisant, en faisant verser dans chaque tonneau un à trois litres d'ammoniaque pour l'arrosage des rues. Les fabricants d'eau de Cologne ne s'en plaindront pas.

Outre ces deux moyens, il y en a encore un autre tout aussi important et efficace pour disperser et détruire les miasmes; il consiste, à Paris par exemple, à faire tirer, tous les soirs après le coucher du soleil, cinquante coups de canon de chacun des forts avoisinant la ville, ainsi que des bastions des Invalides. Toutes les villes un peu considérables pourront user de ce moyen; ce sera de la poudre mieux employée qu'elle ne l'est d'ordinaire.

Le premier des trois moyens indiqués exige que le gouvernement fasse à temps l'acquisition de quelques mille tonneaux de résine solide, pour les emmagasiner dans les caveaux des carrières; le cas échéant, il en tiendra à la disposition du public autant que besoin sera. Il obligera ensuite toutes les communes de France à faire également leur provision de résine, afin qu'elles en soient pourvues au moment où l'on sera forcé d'en faire usage.

Que la science prononce maintenant si le moyen que je conseille est propre à atteindre plus ou moins complétement le but que j'indique. J'attends son jugement.

____

(a) A Paris, depuis Charenton jusqu'à Saint-Ouen.

Moyens curatifs par l'électricité (a).

Lorsque l'infection se manifeste chez une personne par un malaise général, une faiblesse, un manque d'appétit, ou par la diarrhée jaune et muqueuse; après avoir placé le malade dans un lit chaud, on lui fait boire une cuillerée à café d'eau-de-vie camphrée dans un demi-verre d'eau sucrée, puis on l'électrise en lui mettant une plaque sur le creux de l'estomac et une entre les omoplates; ensuite on pose ces plaques à la nuque et aux pieds; après cela on les applique des deux côtés sur la région des aisselles; enfin on les attache sur les deux côtés des reins. Chaque opération doit durer un quart d'heure. Si l'on n'obtient pas de résultat satisfaisant, on recommence la première application, puis les autres, sans interruption, jusqu'à ce qu'il se produise une amélioration sensible. Dans ce cas le mal est vaincu. On peut par plus de précaution frictionner le corps, avant et après l'électrisation, avec de l'eau-de-vie camphrée ou avec de l'ammoniaque étendue d'eau. Si la diarrhée persiste et qu'il y ait des douleurs d'entrailles, on administrera au malade un lavement et lui posera des cataplasmes (selon les auteurs) (b).

Si l'on est dans le cas d'appliquer l'électricité à un malade lorsqu'il est déjà arrivé à la période appelée *algide*, laquelle est caractérisée par le refroidissement du corps et la cyanose de la face et des membres, on commencera par frictionner le corps avec de l'eau-de-vie camphrée, puis on lui fera boire un verre d'eau froide, dans lequel on aura mis quinze gouttes d'alcali volatil. Ensuite on aura recours à l'électrisation générale en appliquant huit courants à la fois sur le corps. Cette application ne peut se faire qu'au moyen de mes appareils. Voici comment elle se pratique : on place deux cordons aux deux boutons P

(a) Je crois devoir faire connaître ici que dans l'Établissement électro-thérapeutique que j'ai fondé en 1851, et que je dirige depuis lors, assisté de mon ami, M. le marquis du Planty, docteur en médecine et en chirurgie, j'ai guéri plus de 9.500 malades, dont un certain nombre étaient abandonnés par l'art médical. Toutes les personnes sans ressources y ont été reçues et soignées gratuitement, et c'est ainsi que des milliers d'ouvriers, de pères de famille ont recouvré leur santé.

(b)   Eau de guimauve............   200 grammes ou un verre.
            Amidon....................   une forte cuillerée.
            Huile de camomille camphrée...   idem.

Administrer presqu'à froid, et si le premier lavement n'est pas retenu, en donner tout de suite un second et au besoin un troisième.

Un cataplasme de farine de graine de lin, arrosé d'eau-de-vie camphrée, appliqué sur toute la région abdominale aussi chaud que possible.

et N de la première induction, qui sont dirigés par leurs plaques l'un sur le creux de l'estomac et l'autre entre les omoplates; deux autres cordons sont fixés aux deux boutons P et N de la deuxième induction, lesquels sont attachés aux deux tubes ou cylindres n° 6 (a), et mis dans les deux mains du malade; on fixe ensuite douze cordons aux douze trous des deux lames, dont l'une est marquée *positif* et l'autre *négatif*. Ensuite on fixe des plaques à ces douze cordons, et l'on place les deux premiers, l'un communiquant au pôle positif et l'autre au pôle négatif, sur le foie et sur la rate; les deux suivants sur les deux côtés du bas-ventre, et ainsi de suite; un pôle positif et un pôle négatif sur les deux reins, deux autres sur la nuque et sur le coccyx; enfin les deux derniers cordons aux plantes de chaque pied.

Il faut bien faire attention que les plaques qui doivent être appliquées sur les diverses parties du corps, après avoir été mouillées préalablement, y adhèrent le plus complétement possible.

Tout étant ainsi disposé, on fait manœuvrer le régulateur et l'on cherche à agir avec toute la force que le malade est capable de supporter S'il se plaint de ne pouvoir endurer le courant sur telle ou telle région, on placera sous la plaque un morceau de linge mouillé dans de l'eau non salée, afin de modifier l'action sur la partie trop sensible; on procédera ainsi pour les autres places où l'électricité produira également une sensation trop forte.

L'action de l'électricité, s'exerçant ainsi sur toutes les parties du corps à la fois, est tellement puissante qu'elle détruit en quinze minutes la cyanose, et rétablit la circulation du sang et celle de l'électricité propre au corps.

Traitement curatif au moyen de l'eau ferrée, acidulée et glacée.

Aux premiers indices de malaise, au début de la diarrhée, il faut se coucher autant que possible dans un lit chaud, se bien couvrir et se faire frictionner tout le corps, notamment la région de l'estomac avec de l'eau-de-vie camphrée; puis prendre trois bols d'infusion de camomille ou de menthe poivrée, un bol toutes les quinze minutes, en ajoutant à chaque bol dix gouttes

(a) *Voir Tableau des 45 excitateurs* dans l'ouvrage cité.

d'ammoniaque liquide, pour provoquer la transpiration, que l'on cherche à entretenir pendant trois à quatre heures. Ce traitement suffit dans la plupart des cas pour faire disparaître tout malaise et toute indisposition ; le convalescent s'abstiendra pendant vingt-quatre heures de toute autre nourriture que de bouillon froid.

Si la diarrhée persiste néanmoins, et que le malade ressente quelques coliques accompagnées de nausées, on lui donnera le lavement et on lui fera poser le cataplasme, tel qu'il est prescrit dans l'article précédent.

Mais si l'indisposition se montre dès le début, ou dans les deux à trois premières heures de l'attaque, avec des symptômes plus ou moins alarmants, vomissements, crampes, froid aux extrémités, on donnera au malade, aussitôt qu'il sera couché, et avant tout, une cuillerée à café d'eau-de-vie camphrée (a) dans un demi-verre d'eau sucrée ; puis on procèdera au frictionnement du corps et de l'estomac ; on lui fera boire l'infusion de thé ainsi qu'il est indiqué, et l'on attendra qu'une transpiration active s'opère. Si après qu'elle a eu lieu les vomissements cessent, ainsi que la diarrhée, et que la chaleur se rétablisse dans toutes les parties du corps, on peut considérer la crise comme terminée et le malade comme hors de tout danger; mais s'il reste des symptômes alarmants ou que quelques-uns augmentent encore, c'est alors qu'on donne au malade toutes les cinq minutes un demi-verre d'eau ferrée glacée, dans chacun desquels on ajoutera quinze gouttes de bon vinaigre. On ne cessera d'administrer l'eau ainsi préparée (b) que lorsque tous les symptômes cholériques auront disparu. Si pendant la crise le malade se plaint de maux de tête, on lui fait respirer de l'ammoniaque liquide (alcali volatil) qui les dissipe aussitôt. Si des spasmes ou crampes extraordinaires surviennent, on les

(a) Selon une notice publiée par M. le docteur Achille Hoffmann, l'esprit de camphre (19 parties d'alcool sur une partie de camphre) aurait déjà été prescrit en 1832 par Hahnemann comme spécifique contre le choléra. M. Hoffmann promet aujourd'hui guérison certaine contre cette épidémie, en prenant deux à trois gouttes de cet esprit de camphre de cinq minutes en cinq minutes, soit comme préservatif, soit comme curatif contre la diarrhée et les vomissements, même pour combattre la période algide. Le camphre est sans contredit un des spécifiques les plus puissants à employer dans le traitement du choléra, comme anti-spasmodique, stimulant, diffusible, diaphoritique et anti-septique. Je l'admet comme préservatif employé homœopathiquement, mais d'après les effets que produisent les miasmes cholériques sur le sang, je crois impossible que l'esprit de camphre ainsi administré, soit seulement capable d'arrêter la diarrhée et les vomissements.

(b) Voir l'effet qu'elle doit produire, page 17.

fait disparaître en ajoutant au premier demi-verre d'eau à donner, au lieu de vinaigre, quinze gouttes d'alcali volatil.

Les accidents qui suivent souvent une attaque de choléra sont quelquefois aussi dangereux que le mal auquel on a échappé; mais ils ne peuvent se produire si l'on suit ce traitement. Toutefois une grande précaution est à recommander aux convalescents : ils feront bien dans les premiers jours de s'abstenir de toute nourriture substantielle, et de se contenter de bouillon froid.

S'il est, selon moi, très-important de connaître exactement les causes qui produisent les maladies épidémiques et les moyens de les combattre lorsqu'elles se manifestent, il ne l'est pas moins de savoir où ces fléaux de l'humanité prennent naissance, et de rechercher s'il est au pouvoir de l'homme d'en supprimer les causes.

Cette recherche n'a jamais, autant que je sache, été faite sérieusement par aucun auteur. Tous se sont bornés jusqu'ici à indiquer les contrées qu'on supposait être leur berceau. C'est ainsi qu'on a placé celui de la fièvre jaune dans le bassin du Mississipi, celui de la peste dans le delta du Nil, et celui de l'épidémie appelée choléra dans le delta du Gange, ce fleuve sacré des Indous. Sans entrer dans aucun détail historique sur les premières apparitions et sur la marche de ces épidémies (ce qui serait d'ailleurs en dehors du cadre de cet opuscule et étranger au but que je me propose), je vais prouver que toutes ces versions sont foncièrement erronées.

Foyers des épidémies.

I. — Fièvre jaune (a).

Typhus des Tropiques ou d'Amérique, typhus ictérode, vomito negro.

Les symptômes de cette fièvre sont très-variés, et ne se manifestent pas de la même manière chaque fois qu'elle sévit; mais c'est toujours sur la muqueuse gastro-intestinale que

(a) Un médecin distingué, M. le docteur Guillaume de Humboldt, établi à la

s'opère, l'action du miasme ; l'empoisonnement du sang par le germe animé en produit la décomposition ; il en résulte des vomissements d'abord bilieux, puis d'une teinte brune et de plus en plus noirâtre ; la couleur jaune du corps, qui a donné le nom à cette fièvre, n'apparaît le plus souvent qu'après la mort du malade, et l'autopsie du cadavre montre l'estomac ramolli, taché, ecchymosé, et rempli de sang décomposé amalgamé avec une matière noirâtre, qui doit provenir des détritus des miasmes putréfiés dans l'estomac.

L'action des miasmes qui engendrent la fièvre jaune est si délétère, que beaucoup d'individus y succombent, comme dans les cas de choléra, dans l'espace de dix à vingt-quatre heures ; quelquefois aussi la mort n'arrive qu'au bout de quelques jours.

Pour se préserver de cette épidémie et pour la combattre, il faut employer les mêmes moyens que contre le choléra : les autorités doivent faire exécuter ceux que je leur conseille; c'est-à-dire faire établir de grands feux avec de la résine à l'intérieur et à l'extérieur de la ville, et tirer le soir des coups de canon autant qu'il sera en leur pouvoir.

Examinons maintenant le delta du Mississipi, qu'on indique comme le berceau de cette épidémie.

Les vastes marécages qui avoisinent l'embouchure de ce fleuve ont une étendue de plus de 50 lieues des deux côtés ; mais tous ces marécages sont couverts en partie de forêts, en partie de broussailles capables par elles-mêmes d'absorber les foyers miasmatiques que pourraient y former des eaux stagnantes ; en outre, sur un grand espace, ils sont submergés à chaque marée par la mer, qui y dépose ses eaux salées. Or dans de pareilles circonstances il ne peut se former aucun foyer miasmatique.

Quant aux débordements qui peuvent avoir lieu le long du fleuve en remontant jusqu'à 50 et à 100 lieues, ils ne sont pas de nature à produire une infection quelconque, puisque lors

Havane, est parvenu à préserver de la fièvre jaune par l'inoculation du venin d'un certain reptile ; en effet, des tableaux officiels constatent que sur des milliers d'individus inoculés, un très-petit nombre ont été atteints du fléau; mais ce philosophe, qui a dévoué sa vie et sa fortune à l'intérêt de l'humanité, en a été récompensé comme presque tous ceux qui travaillent dans le même but : depuis qu'il a commencé ses expériences, il a été constamment en butte aux persécutions et aux railleries d'adversaires acharnés, appartenant au corps médical, et abreuvé de dégoût, il a quitté la Havane pour aller se fixer à Veracruz.

même que par suite de leur dessèchement, il se serait dans certaines contrées marécageuses développé des miasmes ou dégagé des gaz, l'action en serait complétement neutralisée par les immenses forêts qui bordent le fleuve.

Les terrains envahis par les débordements anciens, ainsi que par les crues de chaque année, ont formé de chaque côté des bouches du fleuve, ainsi qu'il vient d'être dit, ces vastes marécages qui s'étendent en grande partie le long du golfe, mais qui, couverts de forêts et de broussailles, et baignés par la marée qui vient jusqu'à une certaine distance y mêler les eaux de la mer et y entretenir par conséquent un mouvement continuel, ne peuvent développer des gaz méphitiques. Le sel, dont est aussi imprégné le sol de ces marais, empêche également tout développement de miasmes ; ce ne sont donc que les marécages situés hors de ces influences qu'il nous faut explorer.

Le fait suivant nous met sur leurs traces : il est de notoriété qu'à quelques lieues de la Nouvelle-Orléans, aux environs des lacs Maurepas, Pontchartrain et Borgne, qui sont entourés de forêts, et dont les eaux douces se mêlent avec celles qui y entrent de la mer, on est entièrement à l'abri de la fièvre jaune, pendant qu'elle fait les plus grands ravages dans la ville. Or, comme de tout temps l'épidémie s'est manifestée en premier lieu à la Nouvelle-Orléans, c'est avant tout dans cette cité ou dans ses environs qu'il faut chercher la cause de l'infection.

La Nouvelle-Orléans est bâtie sur une langue de terre, qui en de certains endroits n'a guère que deux lieues de largeur, et forme entre le Mississipi, la rivière Amite et les lacs Maurepas, Pontchartrain et Borgne, une île dont le sol est sept pieds plus bas que le niveau du fleuve, par conséquent toujours infiltré d'eau et marécageux. L'extrémité de cette île vers le golfe est terminée par des marais assez étendus et de tout temps réputés très-mal sains.

Depuis les ravages de la fièvre jaune en 1811, en 1814, en 1822 et en 1829, une partie de ces marais ont été comblés et desséchés ; dès lors aussi l'épidémie n'a plus sévi avec autant de violence. Antérieurement l'infection s'étendait quelquefois par la navigation sur tout le littoral des États-Unis jusqu'au Canada.

C'est donc d'abord à la présence de ces marais, puis aux nappes d'eau croupies qui se trouvent à cinq et à six pieds sous le sol de la ville et reçoivent une partie des immondices des fosses d'aisances, qu'il faut attribuer le développement de la fièvre jaune. A ces causes se joint la position géographique et hydrographique de la Nouvelle-Orléans. Cette position insulaire, exceptionnelle, concentre à certaines époques de l'année une chaleur excessive, qui, après le dessèchement des marais et la putréfaction des détritus, y développe des miasmes, que la forte évaporation de la terre entraîne avec les vapeurs d'eau dans l'air, d'où, comme je l'ai indiqué à plusieurs reprises, ils descendent après le coucher du soleil, pour répandre leur action délétère parmi la population.

Ce qui, au surplus, confirme cette conclusion, c'est que la première pluie ou la plus légère gelée, en détruisant les miasmes, fait aussitôt disparaître la maladie.

D'après ce qui précède, on ne doit pas un instant douter de la possibilité d'écarter à jamais l'épidémie dont il est question. Il faudrait, selon moi, commencer par combler les marais d'où elle émane; et si cela n'était pas entièrement possible, on y suppléerait au moyen de certains travaux d'art; puis il faudrait les entourer de nombreuses plantations de plantes d'une venue facile et de nature à absorber les gaz méphitiques des marais, telles que le tournesol, le houblon, les fougères, etc. Il faudrait aussi y planter de 100,000 à 200,000 arbres d'une essence appropriée au sol, par exemple des aulnes et des saules, dans la ville et aux alentours et enfin dans toute l'étendue de l'île, principalement du côté des marais. On devrait choisir des arbres propres à opposer au bout de six à huit ans, par leur feuillage, une absorption suffisante aux miasmes ou aux gaz qui se dégagent de ces marais.

En attendant que l'île soit peuplée d'arbres, on pourrait essayer de détruire les foyers miasmatiques dès la première année, en procédant de la manière suivante : comme le fleuve est beaucoup plus élevé que le sol, dans la saison des grandes chaleurs, où les marais sont à peu près desséchés, on dirigerait du fleuve un ou plusieurs tuyaux dans des réservoirs spéciaux, dans lesquels on ferait dissoudre une certaine quantité de chaux; puis par d'autres tuyaux on conduirait cette eau alcalisée dans les marais, où elle empêcherait la fermentation et le développement des miasmes. Ces plantations, jointes aux travaux accessoires d'assainissement, n'exigeraient probablement pas une dépense au-dessus des ressources d'une ville aussi riche que la Nouvelle-Orléans, qui, en tout cas, pourrait être aidée dans cette œuvre salutaire par le gouvernement de l'État de la Louisiane.

La Nouvelle-Orléans n'est pas le seul endroit où se produise la fièvre jaune ; car cette maladie sévit presque simultanément dans plusieurs contrées baignées par le golfe du Mexique, et notamment à l'île de Cuba, à Saint-Domingue et à Veracruz. En voici la cause :

La ville de *Veracruz* est entourée en partie d'un désert sablonneux, et en partie de marécages malsains, dont les exhalaisons en été empestent l'air ; aussi les habitants n'ignorent-ils pas d'où leur vient l'épidémie chaque année ; mais les autorités n'ont jamais rien fait pour la combattre, s'imaginant que c'est un mal irremédiable.

Ces marécages, couverts de broussailles, sont formés par des ruisseaux, qui naissent au bas du versant des Cordillières et sont alimentés pendant la saison des pluies ; les eaux ne pouvant s'écouler dans la mer, bordée de rochers qui forment le pied de cette chaîne de montagnes, demeurent stagnantes à quelques pieds de profondeur du sol. Comme ni l'infiltration de l'eau de la mer ni la marée ne peuvent les atteindre, elles finissent par croupir et se corrompre ; et, au moment de la sécheresse qui fait disparaître toute trace de végétation aux environs de Veracruz, ces marécages et les divers détritus qui y séjournent développent les miasmes qui provoquent l'épidémie (a).

Un second foyer d'infection réside dans l'eau, que le peuple est forcé de boire et de puiser à des puits creusés dans le sable, de huit à neuf pieds de profondeur, et dans lesquels on trouve de l'eau de très-mauvaise qualité, accumulée également par de petites rivières sans issue. Pour se procurer de l'eau passable, la classe aisée est obligée de faire creuser des fossés, que l'on revêt de pierres fournies par la mer, et dans lesquels on recueille l'eau de pluie.

(a) Le remède le plus usité contre la fièvre jaune à Veracruz, c'est la décoction d'une plante appelée Mikania Guaco (*Eupatorium Saturciœfolium*), coupée en petits morceaux (30 grammes dans un litre d'eau), administrée en petites doses, de deux en deux heures. Cette plante est reconnue comme très-efficace contre la morsure des serpents venimeux, lorsqu'on en applique le suc sur les plaies.

Cette plante anti-miasmatique est en effet un exellent remède contre le vomito negro ; seulement il faut l'administrer à forte dose et non homœopathiquement, comme cela se pratique à Veracruz ; car malgré la puissance du remède, beaucoup d'individus succombent à cause de l'insuffisance de la dose administrée.

Ce qui prouve que ce sont là les seuls foyers de l'infection, c'est que l'épidémie ne s'étend pas au-delà de trois à quatre lieues dans l'intérieur du pays.

Les moyens d'absorption indiqués pour détruire les miasmes à la Nouvelle-Orléans ne sont que partiellement applicables à Veracruz, en raison de la nature du sol et de l'extrême sécheresse; il importe donc ici d'assainir les marais, en établissant des réservoirs où de la chaux serait tenue en dissolution, puis dirigée par de petits canaux le long des marais, dans lesquels avant la saison de la grande sécheresse ils déverseraient l'eau alcalisée propre à neutraliser la fermentation et la putréfaction des détritus.

J'ai cité l'île de *Cuba* comme une des régions périodiquement désolées par la fièvre jaune. Si cette épidémic ne sévissait pas presque simultanément à la Nouvelle-Orléans et à Veracruz, on pourrait admettre qu'elle y est introduite par la contagion; mais cela n'est guère probable, car il existe également des foyers d'infection à Cuba et surtout à la Havane. En effet, dans la saison des pluïes qui dure trois mois, de juin en août, les basses terres sont inondées, et plusieurs des grandes rivières, qui au nombre de cent soixante sillonnent l'île dans tous les sens, débordent et submergent, notamment au sud-est, de vastes plaines, où elles forment des marécages, dont le desséchement dans la saison des grandes chaleurs occasionne la putréfaction des plantes aquatiques, si variées dans ces parages, et par suite développe les miasmes générateurs de la fièvre.

Ce qui rend principalement l'épidémie si meurtrière à la Havane, c'est qu'aux circonstances qui la provoquent à la Nouvelle-Orléans, se joint le fait que les environs de la Havane sont d'une aridité complète et entièrement dépourvus d'arbres; en outre il règne parmi le peuple une grande malpropreté, entretenue par un manque total de mesures hygiéniques de la part des autorités locales.

En peu d'années on pourrait changer l'état sanitaire de cette ville par la canalisation et le desséchement partiel des marais, par des plantations d'arbres et par des précautions de salubrité appropriées à la localité.

L'île de *Haïti* est aussi visitée par la fièvre jaune; mais moins fréquemment que les autres contrées. Elle devrait cependant en être préservée par les deux chaînes de montagnes qui la traversent, et qui sont couvertes d'immenses forêts. Le climat y est en général très-sain ; une circonstance toutefois lui est défavorable, c'est qu'il n'y règne que deux saisons, celle des pluies et celle de la sécheresse.

Les rivières qui descendent des quatre versants de ces deux grandes collines forment cinq bassins principaux ; plusieurs, notamment le *Neybé*, débordent dans la saison des pluies, inondent une partie des basses terres de l'île, composée de vastes plaines, et y forment des marécages, qui, pendant les cinq à six mois de chaleur torride, produisent, en de certaines années et dans des circonstances favorables au développement des miasmes, la fièvre maligne qui désole les contrées que j'ai déjà citées.

Je dois encore faire mention d'un pays où la fièvre jaune attaque impitoyablement surtout les Européens, et d'où elle s'étend quelquefois à tout le littoral voisin : c'est l'île de *Cayenne*, dans la Guyane française, dont le climat est en général très-mal sain, à cause de sa position géographique et hydrographique et des vastes marais dont se compose le territoire du centre.

La durée des pluies y est de huit mois, de novembre en juin, et les autres quatre mois de l'année sont marqués par des chaleurs tropicales et par une sécheresse qui souvent fait périr le bétail de faim et de soif.

Que les marais dont il est question sont la source des maladies, notamment de la fièvre jaune, qui accablent les habitants; cela n'est douteux pour personne. Cependant on ne fait rien pour faire disparaître la cause de l'infection. Des travaux d'art pour écouler les eaux des marais, l'établissement de canaux alimentaires pour la saison des pluies et propres à subvenir aux arrosages, contribueraient puissamment à améliorer pendant la sécheresse l'état malsain de Cayenne; si l'on pouvait en même temps opposer aux exhalaisons délétères des marais des plantations comme celles que j'ai indiquées ailleurs, on parviendrait en quelques années à obtenir un assainissement presque complet.

II. — Peste d'Orient.

Typhus d'Orient.

Cette maladie fébrile, particulière à l'Égypte, est due à des causes locales. Elle règne à des époques fixes, mais à des degrés d'intensité très-différents, selon le genre de miasmes que la température a développé. Elle est souvent peu maligne et se guérit promptement. Lorsque la fièvre est accompagnée d'abcès aux aînes, aux aisselles, et quelquefois au visage, elle est plus dangereuse ; elle ne devient grave et contagieuse que lorsque, outre des bubons, apparaissent des pétéchies et des charbons (anthrax) sur toutes les parties du corps, à la poitrine, au dos, au cou, aux joues, et en général aux parties charnues et surtout à celles non recouvertes de poils. Les désordres que l'infection provoque diffèrent peu de ceux qui caractérisent le choléra et la fièvre jaune ; en effet, ils produisent une inflammation ulcéreuse dans tout le canal intestinal, et une décomposition du sang, qui s'accuse par des vomissements et des diarrhées.

Le traitement qui a le mieux réussi jusqu'à présent contre les bubons charbonneux, c'est l'emploi de la glace en frictions, attendu que le froid glacial détruit les miasmes et les foyers de putréfaction, que l'absorption cutanée y a formés.

L'expérience prouve que la peste, une fois que les miasmes se sont développés, ne se propage que dans les couches basses de l'air ; que les courants atmosphériques, par suite probablement d'un manque de force ascensionnelle de ces miasmes, ne les communiquent pas au loin, comme c'est le cas pour ceux du choléra, et que l'infection en dehors du foyer méphitique n'a lieu que par le contact direct ou indirect, et notamment par les exhalaisons d'un certain nombre d'individus. C'est ainsi que l'infection se répand souvent dans tout l'empire ottoman, et gagne quelquefois les pays voisins. Le malade atteint succombe comme dans toutes les maladies épidémiques, le plus souvent du troisième au sixième jour ; dans des circonstances exceptionnelles, la mort peut survenir dans les vingt-quatre heures. On a constaté dans le sang des cadavres morts de la peste l'existence d'hydrogène sulfuré, gaz qui est étranger au corps à l'état sain, et qui, partant, ne peut provenir que de la rapide putréfaction des miasmes répandus dans l'organisme.

En comparant les caractères symptômatiques des épidémies qui ont ravagé l'antiquité (a) avec ceux de la peste qui a régné à Londres en 1592, en 1603, en 1625 et en 1665; à Marseille d'aujourd'hui, on ne peut douter un instant que ces fléaux aient

(a) Les épidémies qui dans l'antiquité ont ravagé les populations, sont :
La *peste antonine*, qui sévit dans l'Empire romain, et particulièrement à Rome, sous l'empereur Antonin. Elle se manifestait par un exenthème laissant après lui des ulcérations à la peau, par une toux violente, par une rougeur de

une source commune, le sol de l'Égypte, et que les miasmes qui s'y développèrent il y a plus de vingt siècles étaient les mêmes que ceux qui y sont engendrés aujourd'hui.

Jetons un coup d'œil rapide sur la position géographique et hydrographique de la Basse-Égypte, notamment sur le delta du Nil

Depuis le lac Birquet-Mariout (le lac Mœris des anciens), à l'occident d'Alexandrie, lequel reçoit les eaux de plusieurs petits bras du Nil, de la branche de Rosette et de quelques canaux, jusqu'au golfe de Péluse, qui touche au lac Menzahleh et reçoit les nombreux bras du fleuve et les eaux des canaux dérivant de l'autre grand bras du Nil, c'est-à-dire de la branche de Damiette, il y a une étendue de 40 à 50 myriamètres.

Dans ce vaste espace de terre bordé par la mer, on compte plusieurs grands lacs, ceux d'Etko, de Bourlos et de Menzahleh, dont le dernier a 8 myriamètres d'étendue; tous ces lacs sont entourés d'énormes marécages formés depuis des siècles par les débordements du Nil. Ils reçoivent, outre une trentaine de petits bras du Nil, les eaux des nombreux canaux établis pour déverser à différentes époques de l'année les eaux du fleuve destinées à arroser les terres, jusqu'au moment où le Nil, à son maximum de crue, permet avant son débordement de remplir les grands canaux alimentaires qui fournissent l'eau aux petits. Ces lacs communiquent avec la mer, qui pénètre jusque dans les marécages attenant aux terres cultivées. Le fameux lac Mœris communique également avec la mer, et forme à certaines époques une plaine fangeuse couverte d'une croûte de sel de plusieurs pieds de profondeur. D'après cette description, pour peu qu'on se rappelle ce que j'ai dit des marécages du bassin du Mississipi, il est aisé de comprendre que ni ces lacs ni leurs marécages ne peuvent fournir la cause de l'infection, bien qu'ils ne soient point entourés de forêts,

---

la bouche entière et de la langue, et par une diarrhée qui causait presque toujours la mort.

La *peste d'Athènes*, qui désola la ville de ce nom pendant la guerre de Pénoponèse (ve siècle avant J.-C.). Elle avait pour caractères particuliers une éruption cutanée couvrant la peau de petites ulcérations, des vomissements et de la diarrhée, qui indiquaient que les organes respiratoires et digestifs étaient également affectés.

La *peste noire*, qui au milieu du XIVe siècle ravagea l'Europe et l'Afrique. Elle affectait principalement les organes de la respiration; en outre des bubons et des charbons qu'elle occcasionnait, le malade répandait une odeur fétide, due à la putréfaction rapide des animalcules qui s'étaient implantés dans les voies respiratoires.

attendu que toutes ces eaux, en partie stagnantes, sont en communication avec les eaux de la mer et par cela même incapables de produire des foyers miasmatiques.

Quoiqu'en Égypte on emploie annuellement durant quatre mois plus de 150,000 hommes à l'étiage et au curage des canaux, ces travaux laissent beaucoup à désirer; car le cultivateur, n'ayant en vue que l'arrosage puis l'écoulement des eaux qui ne lui servent plus, ne songe guère à l'hygiène publique. Ajoutons que les Musulmans ayant l'habitude d'enterrer leurs morts à fleur de terre et souvent dans le voisinage des canaux, les eaux s'infiltrent dans les terres où gisent les cadavres et en enlèvent les détritus en putréfaction. Si ces cimetières, ainsi lavés par les eaux, sont ensuite exposés à des chaleurs excessives, ils deviennent des foyers d'infection. Une autre cause de production miasmatique est la malpropreté des canaux destinés à alimenter d'eau douce les citernes ou réservoirs établis en grand nombre dans toutes les villes d'Égypte, surtout dans celles éloignées du fleuve, par exemple à Alexandrie, qui est plus que toute autre ravagée par la peste. Outre que ces canaux charrient le limon du fleuve, ils sont souvent à sec en été; les habitants, malgré la surveillance du gouvernement, y jettent des matières animales et végétales, qui, après avoir séjourné dans l'eau ne tardent pas à entrer en putréfaction.

Outre les dangers que je viens de signaler, je dois en indiquer un autre encore, qui paraît avoir échappé jusqu'ici aux investigations de la science. Pour comprendre comment la peste prend naissance et se développe, principalement dans les quartiers habités par les populations pauvres, il faut savoir qu'en Égypte, et notamment à Alexandrie, le bas peuple se compose des races du Levant les moins habituées à la propreté; que généralement mal vêtu et mal nourri, habitant des cloaques, il est plus exposé que les classes aisées à l'action des miasmes. En été il arrive souvent dans ces quartiers que des citernes, épuisées plus tôt que d'autres, se dessèchent; et si avec le limon du Nil des détritus de matières en putréfaction y ont été déposés, ou si des infiltrations de quelque égout y ont pénétré, les matières desséchées entrent en fermentation et engendrent des miasmes. Dans des circonstances favorables à leur développement, telles que des chaleurs extraordinaires, des vents chauds, ces germes microscopiques peuvent se multiplier à l'infini dans une citerne desséchée et de là répandre peu à peu l'infection dans le voisinage ; ensuite, inoculés à un certain nombre de personnes, l'infection se propage par le contact ou au moyen des vêtements et en général de tous les objets dans lesquels les miasmes ont pu s'implanter.

De ce qui précède il résulte donc que nous sommes en présence de trois causes d'infection ; mais d'après les caractères particuliers que réunit la dernière elle est, à mes yeux, la véritable cause de la peste.

Quant aux deux autres. nul doute qu'elles peuvent également engendrer des fièvres plus ou moins malignes, mais concentrées aux localités où gît le foyer de l'infection. Il faut se rappeler à ce sujet que les miasmes développés dans ce pays paraissent, comme je l'ai déjà fait observer, occuper seulement les couches basses de l'atmosphère tout près de la terre, et ne pouvoir être enlevés par les vapeurs d'eau dans l'air, de sorte que leur action ne s'étend d'abord que dans la sphère où ils naissent ; mais une fois que l'inoculation a eu lieu chez des individus, les miasmes pour se propager à d'autres n'ont plus besoin de l'intervention de la cause ou des causes qui leur ont donné naissance ; ils se reproduisent d'eux-mêmes par l'incubation, favorisée par la transpiration et les exhalaisons des individus atteints, ils se multiplient à l'infini sur leurs corps et dans leurs vêtements, et se transmettent d'une personne à l'autre, indépendamment des conditions atmosphériques. Ainsi l'on comprend comment par le transport d'objets ou de marchandises la contagion s'opère en dehors de la sphère de l'infection et peut se propager au loin.

Pour combattre les effets de la peste, le gouvernement égyptien n'a qu'à employer les moyens que j'ai indiqués contre le choléra (*voir Moyens préservatifs pour les populations*) ; mais pour y avoir recours il ne doit pas attendre que l'épidémie se déclare : il est de son devoir de prendre des mesures pour en détruire à jamais les causes.

Il doit soumettre à une surveillance rigoureuse et active tous les canaux, tous les réservoirs d'eau douce à Alexandrie, et dans toutes les autres villes où il en existe ; exiger le curage régulier des égouts, des réservoirs, des canaux, et punir de fortes amendes les contraventions et le manque de propreté ; ne point permettre d'enterrer les morts à fleur de terre, mais selon les règles d'une saine hygiène, comme chez tous les peuples occidentaux ; établir les cimetières sur des hauteurs, ou du moins dans des endrois à l'abri des inondations, et faire planter de grandes quantités d'arbres alentour, ainsi que le long de tous les canaux. Ces plantations d'arbres appropriés au sol et d'une venue facile devront s'étendre à toutes les villes, surtout à celles qui, éloignées du Nil, sont alimentées d'eau douce au moyen de canaux; enfin astreindre les pélerinages à la Mecque à des prescriptions hygiéniques.

Tous les gouvernements de l'Europe devraient, dans l'intérêt des populations de l'Occident, se réunir pour solliciter du viceroi d'Égypte l'adoption de ces mesures préventives.

III. — Choléra épidémique.

Choléra morbus, — choléra asiatique.

Examinons maintenant si nous pourrons aussi découvrir le berceau du fléau qui nous est envoyé de l'extrême Orient.

Toute l'Asie, notamment l'Asie méridionale et l'Hindoustan sont sillonnés par un grand nombre de fleuves, dont quelquesuns, de même que le Nil et le Mississipi, débordent à une certaine époque de l'année, et inondent les terres, qu'ils transforment en lacs, quelquefois de plusieurs lieues d'étendue. Lorsque ces fleuves rentrent dans leur lit, il est rare que les eaux déversées s'écoulent complétement, et elles forment, selon la nature du sol, des marécages ou des plaines sablonneuses plus ou moins considérables. Parmi les fleuves de cette catégorie, je citerai le Gondock, le Godavery, le Sind, le Kitna, le Soobertal, le Methenedy et le Gange. Le Gondock qui vient du Thibet, grossi par divers affluents, envahit des espaces immenses de terre ; mais les nombreux marécages formés par ses débordements ne répandent sur son parcours ni maladies épidémiques ni maladies endémiques, attendu que ce fleuve est environné de vastes forêts qui absorbent les miasmes qui auraient pu se produire.

Le fleuve Godavery, qui reçoit six affluents, forme également après les crues, entre lui et le lac Colair d'un côté, ensuite dans son propre delta, puis du côté opposé vers ses nombreuses embouchures, des étangs et des marécages d'une étendue de 20 à 30 lieues. Bien que ces marécages soient séparés de la mer, celle-ci communique avec eux par de nombreux bras, et y dépose son sel; aussi ne peut-il s'y former de foyers miasmatiques.

Le Sind (Indus) qui prend sa source dans le petit Thibet et

reçoit huit affluents dans son cours de 600 lieues, se trouve, comme le Kisna ou Krichna, le Soobertal, le Methenedy, dans la même catégorie. Ils présentent tous plus ou moins les mêmes phénomènes, c'est-à-dire qu'ils sont encaissés par d'immenses forêts, ou par des terres de niveau ou plus basses que les fleuves, et, après leurs débordements périodiques, présentent de vastes plaines sablonneuses, de véritables déserts, quelquefois à perte de vue, notamment vers les embouchures; mais les eaux stagnantes de ces deltas sont en communication avec la mer.

Le Gange, dont le delta est désigné comme étant le berceau du choléra, prend sa source dans les monts Himalaya, à 500 lieues de son embouchure, et reçoit dans son parcours quinze affluents plus ou moins considérables, qui lui donnent dans de certains endroits une largeur d'une lieue et demie anglaise, et une vitesse moyenne d'une lieue par heure dans les temps ordinaires, et de deux lieues dans la saison des grandes pluies. Le delta formé par les nombreux bras du Gange qui se jettent dans le golfe du Bengale, est une plaine d'environ 40 lieues de largeur sur la mer et de presque autant de longueur, entre-coupée par une trentaine de bras du fleuve formant une cinquantaine d'îlots couverts de vastes forêts, où croît presque exclusivement une seule espèce d'arbres et où abondent les crocodiles, les rhinocéros, les buffles, les sangliers, les chacals et les tigres. C'est un véritable labyrinthe de criques et de rivières impénétrables à l'homme du côté de la terre. La marée montante se ressent dans plusieurs des bras du fleuve jusqu'à 50 milles anglais en amont de leur embouchure et dépose sur les bords, aussi loin qu'elle remonte, une grande quantité de sel; mais elle n'influe que très-peu sur la rapidité du cours. Un des bras les plus importants est celui qui coule à l'extrémité occidentale du delta; c'est le seul navigable, et il ne l'est toutefois que jusqu'à 15 lieues au-dessous de Calcutta.

Cette description du delta prouve suffisamment que les auteurs qui l'ont considéré comme composé de lacs et d'eaux stagnantes, et partant comme étant le berceau de l'infection, ont été induits en erreur. D'abord il n'existe point d'eaux stagnantes sur le delta; et, en admettant qu'il en existât sur quelques-unes de ses îles qui ont de 20 à 30 lieues de longueur, il ne pourrait s'y développer la moindre infection, puisque ces îles sont couvertes de forêts. Je ferai en outre remarquer que le sol du delta est profondément imprégné de sel : condition qui suffit pour en écarter toute recherche d'un foyer miasmatique. Comme c'est dans le district de Djessore, dont la partie méridionale touche le delta, que le choléra a sévi pour la première fois en 1817, d'où il a passé à Calcutta, cette circonstance a contribué à répandre l'erreur que je signale.

On doit donc chercher le berceau de l'épidémie ailleurs que dans l'immense delta du Gange.

Tous les bras de ce fleuve commencent à croître vers le mois d'avril, par suite de la fonte des neiges de l'Himalaya et des pluies continuelles de la saison ; toutes les régions inférieures du Bengale, voisines du Gange, sont inondées vers la fin de juillet, en partie couvertes par le limon que les eaux charrient, et ainsi fertilisées pour la culture du riz.

Les eaux du Gange sont réputées chez les Indous pour leurs propriétés médicinales ; mais un préjugé religieux fait qu'on jette dans le fleuve une quantité de cadavres, qui, du mois de septembre à la fin de celui d'avril, sont entraînés jusqu'à la mer, mais qui, à partir de juin jusqu'à la fin d'août, par suite des débordements, sont en grand nombre rejetés sur les terres riveraines, où ils sont dévorés par les chacals, ou desséchés et putréfiés par la chaleur dans les flaques d'eau où ils gisent. Souvent ces cadavres s'accumulent sur des îlots formés pendant le débordement du fleuve, où les chacals ne peuvent les atteindre, et où ils deviennent par conséquent des foyers d'infection.

En remontant à 100 lieues au-dessus de Calcutta, le fleuve appelé Hougly, sur les bords duquel est bâtie cette ville, on arrive aux deux bras occidentaux du Gange, nommés Cassimbazar et Jelinghi, dont la réunion forme le Hougly. En continuant de suivre le bras principal du fleuve, on voit que depuis les villes de Bénarès, d'Allah-Bade, de Mitzaboor jusqu'à Delamow, il forme de nombreux contours, des coudes ou angles, sur les côtés desquels les débordements ont laissé de vastes déserts sablonneux. Dans les grandes crues, le fleuve charrie d'énormes arbres déracinés, qui, arrêtés souvent en travers du fleuve par des obstacles, le plus fréquemment vers ses bords, obstruent le cours des eaux ; il s'ensuit que les cadavres déversés dans le Gange par ses quinze affluents et ceux qui y sont jetés directement par les Indous s'accumulent près de ces obstacles. Si l'obstruction a lieu dans un angle du fleuve, la rapidité du courant fait remonter les cadavres à la surface de l'eau, les refoule du côté de l'angle, et si l'on est au commencement ou à la fin de la crue, elle les rejette et les entasse sur les bords, ou les entraîne dans les plaines submergées. Ces angles du fleuve sont généralement situés dans des contrées peu habitées, et les cadavres, après que les chaleurs ont desséché une partie des terres inondées, restent dans quelques mares ou marécages, où ils sont dévorés par les chacals; dans le cas contraire, les chaleurs torrides qui règnent dans ces contrées achèvent la décomposition et la putréfaction des détritus qui donnent naissance à des miasmes d'une autre espèce que ceux produits par le dessèchement des plantes aquatiques. Si un certain nombre de cadavres ont été charriés ou déposés sur quelque îlot où les chacals n'ont pu pénétrer, on comprend l'intensité de l'infection qui peut en résulter. Dans ce cas, les miasmes qui s'en exhalent peuvent être enlevés par l'évaporation de la terre ou de l'eau du fleuve, et, transportés par les brouillards en aval ou en amont, se répandre dans les lieux habités.

Les immenses flaques d'eau formées par les débordements de ces fleuves, peuvent, après leur dessèchement, à l'époque des grandes chaleurs, ainsi que cela a lieu dans beaucoup de pays par suite de la fermentation et de la putréfaction des plantes aquatiques, engendrer des fièvres périodiques plus ou moins malignes, comme celles qui en effet désolent souvent certaines possessions anglaises de l'Inde; mais elles restent d'ordinaire confinées dans une région qu'elles ne dépassent pas.

Ces fièvres endémiques ne sont pas toujours sans danger; souvent elles se compliquent, sans cependant présenter ni le caractère ni la gravité du choléra, qui d'ailleurs était inconnu à Calcutta et dans tout l'Hindoustan avant 1817.

L'examen le plus minutieux de ces questions : dans quelles circonstances ce fléau destructeur apparaît-il dans l'Inde, et comment peut-il se propager de si loin jusqu'aux extrémités de l'Europe? ne saurait conduire qu'à des hypothèses. Toutefois, de ce que cette maladie n'était point connue dans l'Inde avant 1817, on peut conclure qu'elle provient de circonstances exceptionnelles, qui ne semblent pas s'être produites pendant des siècles, et qui cependant peuvent se présenter dans une certaine période plusieurs fois de suite, ainsi que nous en avons l'expérience, puisque l'épidémie a paru dans ce siècle pour la quatrième fois en Europe. Aujourd'hui le choléra s'est en quelque sorte acclimaté dans certaines contrées de l'Hindoustan, où les miasmes développés survivent, à ce qu'il paraît, à la saison rigoureuse qui jadis les détruisait ordinairement; toutefois sa propagation au loin semble dépendre de circonstances extraordinaires.

De ce qui précède je conclus que l'accumulation accidentelle dans certains marécages de cadavres jetés, selon l'usage religieux des Indous, dans les fleuves, et notamment dans les divers bras du Gange, dont les eaux sont regardées comme sacrées, et leur putréfaction après que les fleuves sont rentrés dans leur lit, coïncidant avec les chaleurs brûlantes de ces climats, doivent être considérées comme les causes principales de l'épidémie du choléra.

Pour que ce fléau se propage hors de sa contrée natale, il faut, je le répète, la réunion de circonstances extraordinaires. Il faut que l'évaporation de la terre enlève les miasmes du lieu de l'infection, et que les vapeurs d'eau qui les tiennent suspendus dans l'atmosphère soient entraînées par des courants d'air à une grande hauteur, où ils rencontrent d'autres courants qui les emportent avec les nuages dans telle ou telle direction ; que pendant ce trajet leur incubation soit favorisée d'une manière ou d'une autre, et que ces courants d'air venant à cesser, ils soient abandonnés à leur propre poids et descendent après le coucher du soleil vers la terre, où ils se concentrent dans les couches basses de l'atmosphère.

Ici se présente naturellement la grave question de savoir s'il est possible d'opposer une digue au choléra qui nous est envoyé de l'Orient.

Ma réponse sera encore affirmative, comme elle l'a été pour la peste et la fièvre jaune.

L'immense importance qu'aurait un semblable résultat impose, selon moi, à tous les gouvernements le devoir de tenter l'essai, bien qu'il présente, j'en conviens, de grandes difficultés, que cependant je ne crois pas insurmontables. Il faudrait que tous les gouvernements, et notamment celui de l'Angleterre, nommassent une commission scientifique, avec mission de se rendre à Calcutta pour explorer le pays, faire une enquête dans le Djessore afin de reconnaître l'endroit où le choléra a éclaté en premier lieu, avant d'avoir atteint Calcutta, et afin de savoir si sur les bords occidentaux du Hougly, à 20 ou à 30 lieues de son embouchure, il se trouve quelques criques ou tourbillons, où une accumulation de cadavres pourrait s'être effectuée, soit accidentellement, soit constamment ; la commission aurait à s'assurer si le Hougly charrie des cadavres qui lui sont déversés par les deux bras du Gange dont ce cours d'eau est formé, ou seulement ceux qui sont jetés directement dans son lit par les Indous. Après cela, en remontant les deux rives du Hougly jusqu'aux deux bras mentionnés du Gange, il s'agit d'inspecter les marécages soupçonnés d'engendrer les fièvres endémiques, et enfin d'explorer le grand fleuve jusqu'à Delamoow.

Si l'on constate que l'usage de jeter les morts dans le fleuve a les conséquences funestes que je signale, la commission avisera et adoptera les moyens propres à prévenir la production des foyers d'infection. Le plus important de ces moyens sera de faire établir aux coudes des fleuves des barrages considérables, de manière à empêcher les cadavres d'être rejetés sur les bords.

Il est probable que la commission trouvera encore dans des marécages éloignés de forêts des foyers d'infection engendrant les fièvres endémiques, desquelles on pourrait préserver les habitants par les moyens que j'ai indiqués ailleurs.

Les travaux que ces moyens préservatifs exigent pourront peut-être embrasser une ligne de 100 lieues; les barrages surtout pourront occasionner des frais considérables; mais quelque énormes que puissent être ces dépenses, il est du devoir de tous les gouvernements de participer à une enquête sérieuse, dans le but de s'assurer s'il est possible (ce dont je suis convaincu) de préserver non-seulement les populations de l'Orient, mais aussi celles de l'Occident, du fléau qui vient parfois les décimer.

Les avis que je crois de mon devoir de donner aux gouvernements pour préserver la génération présente et celles à venir de la peste d'Orient, du choléra et de la fièvre jaune, sont applicables à tous les lieux où règnent des maladies épidémiques, par conséquent aussi aux Marais Pontins, dans les États Romains; car si l'on emploie là les moyens indiqués pour la destruction de la fièvre jaune à la Nouvelle-Orléans, on verra bientôt disparaître la malaria.

Il en sera de même de toutes les fièvres locales engendrées par le voisinage de marécages, partout où l'on prendra de semblables mesures.

Dieu a donné à l'homme l'intelligence pour se préserver de tout ce qui est nuisible à son bien-être moral et physique; s'il n'en use pas, il n'a qu'à s'en prendre à lui-même.

———

Mesures préventives
à prendre par les capitaines de navires dans les ports suspects de maladies épidémiques.

Il devra, avant d'y introduire des marchandises, asperger les cales et tout l'intérieur de son navire avec du chlorure liquide, puis saupoudrer chaque colis de chlorure de chaux ; dans chaque compartiment des cales, il ménagera des ouvertures pour des courants d'air, qui sont d'une nécessité absolue. Après l'emmagasinage du chargement, il disposera au milieu de chaque compartiment une petite place pour un vase plat destiné à recevoir de l'ammoniaque pure, précaution qui devra se renouveler plusieurs fois pendant le voyage. Il exigera de chaque passager qu'il saupoudre de chlore ses bagages avant de les embarquer, ainsi que ses vêtements de laine ; et il se fera exhiber par chacun l'approvisionnement suivant, dont j'indique ici le minimum pour un voyage de peu de durée :

125 à 250 grammes de camphre;

1 litre d'eau-de-vie camphrée ;

2 kilog. de chlorure en poudre.

Les premiers jours que l'on sera en mer, tous les passagers devront porter sur eux un morceau de camphre, se lotionner le corps avec de l'eau-de-vie camphrée, et en boire même matin et soir quelques gouttes dans un peu d'eau sucrée. Au bout du troisième jour, ces prescriptions ne seront plus de rigueur ; elles ne seront renouvelées que s'il survient un cas de maladie avec le caractère épidémique : alors le malade sera isolé dans sa cabine, qui sera lavée de fond en comble avec du chlorure liquide, et dans laquelle on brûlera sur une pelle rougie de l'eau-de-vie camphrée, et l'on usera à l'égard du malade de tous les moyens curatifs indiqués au chapitre y relatif; toutes les précautions hygiéniques seront renouvelées par le capitaine: ammoniaque tous les jours dans les cales, et lotionnement avec de l'eau-de-vie camphrée pour les passagers et pour tous les matelots.

Lors de l'arrivée du navire à sa destination, si aucune maladie ne s'est déclarée à bord, il n'y a d'autres précautions à prendre que d'ouvrir tout à fait les cales; mais avant de décharger les marchandises, on procèdera deux jours de suite à une fumigation complète dans les cales au moyen d'eau-de-vie camphrée chauffée sur des réchauds ; après cette opération, qui sera précédée, avant le débarquement, d'un lotionnement général du corps imposé comme mesure de précaution et de sûreté à tous les voyageurs, on pourra sans crainte commencer le déchargement du navire.

Si dans le trajet le navire est forcé de relâcher dans un port suspecté pour y débarquer des marchandises ou des passagers, le capitaine soumettra les hommes ou les matelots qui viendront à bord au lotionnement du corps avec de l'eau-de-vie camphrée qu'il leur fournira, et il défendra aux passagers tout contact avec eux.

S'il reçoit de nouveaux passagers à bord, il leur imposera les mêmes mesures de précaution qui ont été prescrites pour les autres. Toute négligence à cet égard de la part du capitaine devrait être punie sévèrement.

Si l'on observe scrupuleusement les prescriptions que je viens d'indiquer, il est impossible que pendant ou après le voyage, une contagion se produise. Il dépend donc de tout gouvernement de se préserver de l'importation de la peste, de la fièvre jaune, et même du choléra, bien que le caractère de ce dernier soit essentiellement épidémique et non contagieux.

Réflexions
sur la nature des miasmes qui attaquent l'espèce humaine sans affecter les animaux, *et viçe versâ*.

Je crois avoir épuisé ce qui, quant à présent, peut être dit sur les épidémies et les moyens préservatifs et curatifs à employer, notamment contre le choléra. Nous allons voir que les épizooties dont je m'occuperai plus particulièrement dans le chapitre suivant (a), ont des causes analogues à celles des épidémies, et que par conséquent on peut également en prévenir les effets. Toutefois, la cause même de ces maladies renferme un mystère impénétrable jusqu'à présent : c'est l'organisation des êtres qui les provoquent.

Les marais, les eaux stagnantes et les détritus de matières animales et végétales qui y séjournent, engendrent, comme nous l'avons dit mainte fois, dans la saison des fortes chaleurs,

(a) Voir l'ouvrage cité au commencement.

en certains pays, des espèces de miasmes dont la nature paraît
varier selon l'espèce des plantes aquatiques et le sol qui les
nourrit, ou selon les matières animales décomposées ; que ces
germes varient également en raison des influences climatériques produisant telle espèce une année, et une autre année
une espèce différente, cela peut s'expliquer sans difficulté ; que
ces germes animés, une fois qu'ils se sont répandus dans l'atmosphère, et qu'ils ont été respirés par l'homme et par les animaux, peuvent exercer une influence plus ou moins nuisible
sur la santé, c'est encore un fait dont on n'a pas besoin de fournir la preuve ; mais ce qui a lieu d'étonner, c'est que, tandis
que le microscope découvre, à la suite des êtres qui constituent
pour nous la création visible et tangible, une série innombrable
d'êtres infiniment petits peuplant la terre et les mers, et dont
l'organisation, en raison de leur exiguité, paraît plus prodi-
gieuse encore que celle de l'homme, on ne soit pas parvenu,
dis-je, au moyen des instruments de ce genre les plus perfec-
tionnés, à découvrir ces êtres dans l'air, où cependant ils exercent une si grande influence sur l'homme et sur les animaux,
et que toutes les investigations de la science à ce sujet sont
restées jusqu'ici sans résultat. Oui, cette science qui lit dans
astres, qui sonde les mystères grandioses de la création, est
demeurée muette pour expliquer comment l'air ainsi vicié par
ces créatures invisibles, affecte certaines espèces d'animaux
sans atteindre les autres, sans atteindre les hommes. Ainsi ces
miasmes produisent la clavelée chez le mouton, sans que les
autres espèces d'animaux en ressentent le moindre effet ; ainsi,
tandis que l'espèce chevaline est attaquée d'une maladie, l'espèce bovine en est préservée, *et vice versâ*. Or, il est incontestable que l'organe que toutes les maladies épizootiques affectent
principalement, c'est le tube digestif, soit indirectement,
soit directement, qu'il s'ensuit une inflammation dans tout l'appareil gastro-intestinal telle, que le bétail succombe au bout
de quelques jours.

Les mêmes effets se produisent également, plus ou moins ca-
ractérisés, dans toutes les épidémies auxquelles est exposée la
race humaine ; cependant lorsque l'homme en est atteint les
animaux n'en ressentent aucun effet.

Il faut donc que ces germes vivants, qui doivent se trouver
à la racine infime du règne animal, aient malgré cela une organisation tellement extraordinaire et tellement distincte les uns
des autres, qu'une espèce est capable de n'affecter qu'une seule

catégorie d'animaux, tandis qu'elle est impuissante à exercer aucune influence sur une autre catégorie, et que les miasmes qui affectent spécialement l'homme doivent être d'une organisation différente puisque les animaux ne sont pas atteints par eux, quoique l'action des uns comme des autres se localise principalement dans les voies digestives et respiratoires.

Mon intelligence ne pouvant approfondir ce mystère, je m'inclinerai jusqu'à terre devant les savants qui réussiront à lever le voile dont il est encore enveloppé.

Sans doute il est pour nous, pour notre intelligence limitée et finie, d'éternelles, d'insurmontables mystères ; mais, parmi ces mystères, n'en est-il pas aussi dont Dieu nous a permis la conquête? C'est nier la grande loi du progrès que de déclarer insoluble, ainsi qu'on me l'objecte, un problème de cette nature, lors même que de nombreuses tentatives n'en auraient pas fait avancer la solution. Il est probable, en effet, qu'il nous faudra attendre pour arriver à celui-ci, que la science de l'optique soit parvenue à un plus grand perfectionnement dans la fabrication du microscope, et alors, sans nul doute, quelque savant zoologue parviendra à résoudre ce problème.

<hr>

Appendice.

Enumération des principaux foyers miasmatiques.

I. — Ceux dont les émanations attaquent l'homme.

1° Marais.

Les marais et les étangs avec leurs variétés de plantes aquatiques et les diverses espèces d'êtres qui y végètent, deviennent périodiquement des foyers de maladies, à moins qu'ils ne soient près de forêts capables d'absorber leurs effluves méphitiques. Les matières végétales et animales, propres à ces marais ou à ces étangs, lors des grandes chaleurs qui les dessèchent, entrent en putréfaction et développent des miasmes d'espèces souvent différentes. Selon le degré de la chaleur et le progrès de la décomposition, il se produira une quantité plus ou moins considérable de miasmes et de gaz hydrogène carbonné. Lorsque les matières végétales dominent dans les décompositions, leurs émanations produisent des fièvres de tous les types, ayant tantôt le caractère endémique, tantôt le caractère épidémique, mais généralement d'une nature peu maligne, tandis que si les matières animales propres aux marais et aux étangs sont prépondérantes, les émanations auront des effets plus graves et toujours le caractère épidémique ; de ce nombre sont le typhus, la fièvre pernicieuse, l'ulcère contagieux de Mozambique, etc., etc.

Les marais qui reçoivent accidentellement ou périodiquement des matières animales étrangères, en plus ou en moins grande quantité, surtout s'ils sont situés sous un climat chaud ou sous les tropiques, présentent des dangers plus graves encore, tant pour les habitants du pays que pour les populations voisines. Quand des corps d'animaux malades ou des cadavres humains putréfiés par la chaleur, ont subi une seconde et une troisième décomposition, ces ferments, mêlés à ceux des autres éléments organiques propres à ces marais, donnent naissance à des miasmes d'espèces différentes de ceux qui se développaient ordinairement dans ces foyers sans l'assimilation de détritus étrangers, attendu que la putréfaction d'animaux morts par suite de certaines maladies, de même que les cadavres humains (comme ceux que l'on jette dans le Gange), présentent des caractères très-différents de putréfaction, selon le genre de maladies dont ces animaux ou corps humains étaient affectés. Les êtres provenant de la décomposition de ces détritus ont été jusqu'ici des germes de mort pour l'homme, qui n'a su quels moyens leur opposer pour en neutraliser les effets. Ces matières organiques, développées par une série de circonstances exceptionnelles, rares, il est vrai, lorsqu'après avoir été enlevées par les vapeurs de l'eau elles redescendent sur la terre, offrent toujours dans leurs effets le caractère épidémique à un certain degré de gravité. C'est sans aucun doute à ces détritus de cadavres que sont dus le choléra et la peste.

2° Fosses d'aisances.

Les fosses d'aisances, surtout si elles ne sont pas creusées à une certaine profondeur, peuvent, dans certaines circonstances, par exemple sous les climats très-chauds, engendrer après de fortes chaleurs des exhalaisons miasmatiques propres à produire des maladies épidémiques. La nature même de matières fécales peut aussi devenir une cause spéciale de miasmes, attendu que de celles qui proviennent de la population aisée, on en retire en grande partie des produits ammoniacaux et hydrogénés, qui sont presque nuls ou même tout à fait absents pour les fosses d'aisances et les égouts alimentés par la classe ouvrière ou pauvre ; de là une génération variable de miasmes lorsque ces matières subissent une fermentation extraordinaire.

3° Agglomération d'individus.

Toute accumulation d'individus dans un espace beaucoup trop restreint, produit par la transpiration et les exhalaisons collectives des individus, jointes par fois au défaut de propreté, un air vicié. Les éléments qui composent ces exhalaisons (carbone, hydrogène, ammoniaque) entrent ainsi dans l'atmosphère ambiante, où, par suite d'actions et de réactions chimiques, ils peuvent donner naissance à des miasmes d'une espèce plus ou moins maligne.

Il suffit de la transpiration malsaine d'un *seul* individu, pour que dans certains cas ces exhalaisons deviennent un foyer de miasmes (*a*) délétères propres à infecter l'air autour de lui, et peu atteindre ses voisins et les autres individus en contact plus ou moins rapproché avec celui dont l'infection émane.

C'est à ces circonstances qu'il faut attribuer les variétés de fièvres et de typhus qui règnent si souvent sur les vaisseaux de

(*a*) Je citerai deux exemples à l'appui de ce fait. La fièvre pernicieuse, endémique dans plusieurs points de l'Asie et sur les côtes d'Afrique, due dans ces pays à des émanations marécageuses auxquelles se mêlent probablement des substances animales, s'observe parfois en Europe chez des sujets atteints de la fièvre intermittente, et dont les transpirations pendant leurs maladies, jointes à un air déjà plus ou moins vicié, froid et humide, ont donné naissance à des miasmes qui ont développé chez eux la fièvre pernicieuse, qui devient à son tour un foyer d'émanations capables de propager l'infection, comme cela s'est vu souvent.

La fièvre puerpérale, de laquelle meurent tant de femmes, prend fréquemment dans les hospices de maternité un caractère épidémique par suite de l'agglomération et des exhalaisons collectives d'un certain nombre de femmes en couches. L'inflammation de la matrice et des annexes, résultant de l'accouchement produit, on ne saurait douter, ces germes épidémiques qui, en altérant le sang, développent subitement la fièvre puerpérale grave chez la femme accouchée. Mais outre ces cas, et en dehors des hospices, cette fièvre peut se produire, et alors ce n'est plus l'air vicié d'une agglomération de femmes en couches qui engendre le germe miasmatique ; il se développe dans ce cas par suite d'une constitution particulière de l'accoucheur et de son contact avec es liquides expulsés et des exhalaisons particulières qui en émanent.

guerre, dans les camps, dans les hôpitaux, partout enfin où il y a agglomération d'individus hors de proportion avec la quantité d'air dont ils ont besoin.

Le pélerinage des musulmans à la Mecque, durant lequel les pélerins ne changent point de vêtements, a souvent provoqué des fièvres endémiques, mais jamais la peste, comme on l'a prétendu. Par l'insouciance des Orientaux, les détritus des milliers d'animaux sacrifiés à la Mecque peuvent encore devénir une source de miasmes de nature à engendrer des maladies (a).

II. — Causes des épizooties.

Les mares éloignées de forêts, où des quadrupèdes, des volatiles sont habitués à s'abreuver, à se baigner et à déposer leurs excréments, peuvent également devenir des foyers miasmatiques dangereux, notamment durant les grandes chaleurs, qui les mettent plus ou moins à sec.

Mêlés à la vase de la mare, les excréments entrent en fermentation lorsque la mare vient à se dessécher ; alors il s'en exhale une odeur fétide et des myriades d'animalcules délétères y naissent, sur l'espèce et le développement desquels l'intensité et la durée de la chaleur et la radiation solaire exercent une grande influence.

C'est à ces foyers d'infection qu'il faut, selon moi, attribuer la plupart des maladies épizootiques ; la différence de leurs symptômes, ainsi que des races qu'elles frappent, n'est probablement que la conséquence de l'espèce d'excréments qui a servi à engendrer le miasme.

Ces germes infectants, une fois produits, s'implantent dans le

(a) On assainit facilement un camp infecté de maladies en tirant matin et soir, des quatre coins du camp et au milieu plusieurs centaines de coups de canon, et en entretenant du soir au lendemain matin, dans tous les quartiers, des feux dans lesquels on jette de temps à autre de la résine, ainsi que je l'ai indiqué ailleurs.

Les vaisseaux, les casernes et les hôpitaux, sont encore plus faciles à purifier des émanations miasmatiques, produit de ces exhalaisons collectives des individus qui s'y trouvent réunis. La première condition à observer, c'est une ventilation rigoureuse et souvent renouvelée de jour et de nuit ; ensuite, il faut placer sous chaque lit un vase avec de l'ammoniaque étendue d'eau ou de chlorure de chaux liquide. En outre, on doit promener trois fois par jour, dans chacune des salles, un réchaud sur lequel on verse du vinaigre très-fort.

poil ou la peau de l'animal et s'y reproduisent ensuite d'eux-mêmes, soit sur le corps de l'animal malade, soit dans les étables privées de courants d'air, où ils se condensent, et par suite des exhalaisons et des transpirations des animaux affectés, occasionnent dans l'atmosphère échauffée de l'étable une fermentation qui favorise leur incubation et leur reproduction. De ces maladies épizootiques, le typhus charbonneux et le typhus contagieux, dits aussi peste des bœufs, peste varioleuse, sont les plus graves.

Quelle que soit la race atteinte, l'épizootie se propage directement et indirectement par les émanations, et ne disparaît la plupart du temps que par suite d'un changement atmosphérique ou d'un orage; le transport du bétail d'une vallée sans courants d'air sur des hauteurs battues par les vents a souvent eu le même résultat. (Les moyens préservatifs et curatifs à opposer aux épizooties sont indiqués dans l'*Appendice* cité au commencement.)

III. — Causes des enzooties.

Si des substances étrangères ont infecté les mares et les puits servant spécialement à l'abreuvage, sans qu'il y ait dessèchement, elles pourront aussi par la production de nouveaux infusoires, déterminer des enzooties.

Souvent des maladies se déclarent subitement dans une localité qui n'a pour abreuver le bétail que des puits ou des mares; à la suite d'un brusque changement de température et de fortes chaleurs, le bétail tombe malade sans qu'on puisse découvrir aucune cause de contagion extérieure. Dans ces cas, il ne faut chercher cette cause que dans une détérioration de l'eau (*a*), où ont été engendrés accidentellement des animalcules étrangers. Ces êtres produisent dans le tube intestinal de l'animal une telle perturbation que souvent celui-ci succombe en quelques heures. Il ressort de plusieurs faits de ce genre que la même espèce d'infusoires ou de miasmes qui produit ces fu-

(*a*) On parvient à prévenir les mauvais effets de certaines eaux de puits en y versant, pour la quantité d'un seau, un petit verre de vinaigre; puis on fouette l'eau fortement avec un petit balai; on la laisse reposer quelques minutes, ensuite on en décante les neuf dixièmes pour l'usage du bétail et l'on jette le reste. Il est aussi probable qu'on détruirait l'infection dans un puits en y jetant quelques paniers de charbon de bois très-menu.

nestes accidents sur telle ou telle race peut, quelques années plus tard, se reproduisant sous d'autres influences, engendrer une autre maladie et frapper même une autre race d'animaux.

La science ne s'est malheureusement pas occupée jusqu'ici d'examiner de quelle nature peuvent être les infusoires qui sont ainsi capables de donner si rapidement la mort à des animaux d'une organisation aussi puissante que le cheval, le bœuf, etc. ; si ces infusoires appartiennent à un des cinq ordres dans lesquels on divise cette classe d'animalcules, ou s'ils forment une espèce inconnue encore des zoologues et engendrée par de certaines matières mêlées à l'eau d'une manière ou d'une autre.

Il est du devoir des hommes spéciaux d'étudier sérieusement ces questions si importantes pour l'agriculteur, afin que, lorsque ces cas surviennent, on mette ce dernier à même de purifier immédiatement l'eau nécessaire à son bétail et de prévenir ainsi les fâcheuses conséquences de ce genre d'empoisonnement.

Le cadavre en putréfaction d'un animal mort du charbon ou de la maladie appelée sang de rate, est dans le cas d'engendrer des miasmes qui, transportés dans le voisinage sur d'autres animaux, peuvent déterminer chez eux la même maladie (a), qui même parfois se propage par le contact des dépouilles de l'animal mort, de sa peau ou de toute autre partie. Parfois un animal atteint de l'une ou de l'autre de ces maladies sème par ses déjections buccales et rectales les germes de la contagion qui attaquent à la fois les bêtes à laine et les bêtes à cornes ;

Un sol marécageux, des pâturages, des habitations humides et malpropres, des étables chaudes et peu aérées peuvent aussi devenir un foyer de miasmes qui engendrent, notamment chez la race ovine, des maladies, telles que la maladie de sang, le mal rouge, enzootiques dans la Sologne.

(a) La piqûre d'une mouche qui a sucé le sang d'un animal atteint du charbon peut inoculer cette maladie aussi bien à une personne qu'à une bête.

TABLE DES MATIÈRES.

842 — Imp. Michels-Carré, Imp. de la Grosse-Tête, 5. — Maison pass. du Caire, 8 et 10.